中华中医药学会陈前军名医名家科普工作室

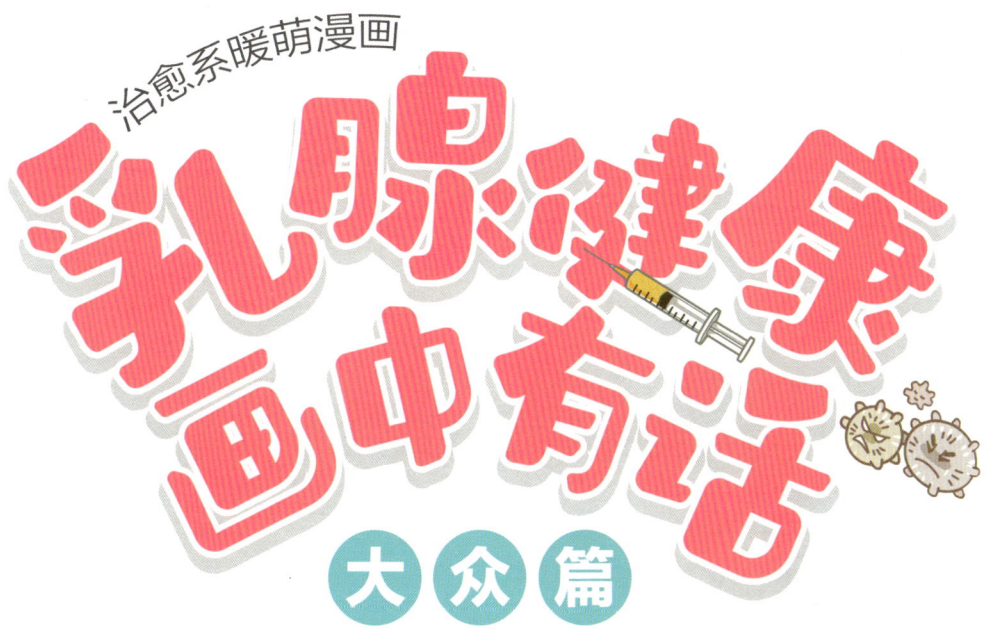

治愈系暖萌漫画
乳腺健康画中有话
大众篇

名誉主编　林　毅　陈前军　司徒红林
主　　编　许　锐
绘　　图　黎硕君

广东科技出版社
全国优秀出版社

图书在版编目（CIP）数据

乳腺健康　画中有话. 大众篇 / 许锐主编. -- 广州：广东科技出版社，2024.10（2025.4重印）

ISBN 978-7-5359-8355-8

Ⅰ. R655.8

中国国家版本馆CIP数据核字第2024MZ6238号

乳腺健康　画中有话：大众篇
Ruxian Jiankang Huazhongyouhua：Dazhong Pian

出 版 人：	严奉强
责任编辑：	邹　荣
装帧设计：	友间文化
责任校对：	杨　乐
责任印制：	彭海波
出版发行：	广东科技出版社
	（广州市环市东路水荫路11号　邮政编码：510075）
销售热线：	020-37607413
	https://www.gdstp.com.cn
E-mail：	gdkjbw@nfcb.com.cn
经　　销：	广东新华发行集团股份有限公司
印　　刷：	广州市彩源印刷有限公司
	（广州市黄埔区百合3路8号 邮政编码：510700）
规　　格：	787 mm×1092 mm　1/16　印张8.75　字数165千
版　　次：	2024年10月第1版
	2025年4月第2次印刷
定　　价：	69.90元

如发现因印装质量问题影响阅读，请与广东科技出版社印制室联系调换（电话：020-37607272）。

编委会

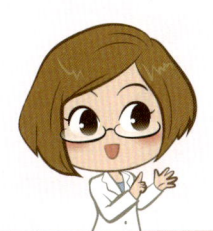

乳腺健康 画中有话 大众篇

名誉主编：林　毅　陈前军　司徒红林

主　　编：许　锐

副 主 编：宋　雪　吴加花

编　　委：戴　燕　孙　杨　丘　嫦　林晓洁
　　　　　陈圣颖　何嘉发　叶玲玲　毛思颖
　　　　　杨春敏　梁　琰　周美兰　王　婷
　　　　　余润芳　李小林

绘　　图：黎硕君

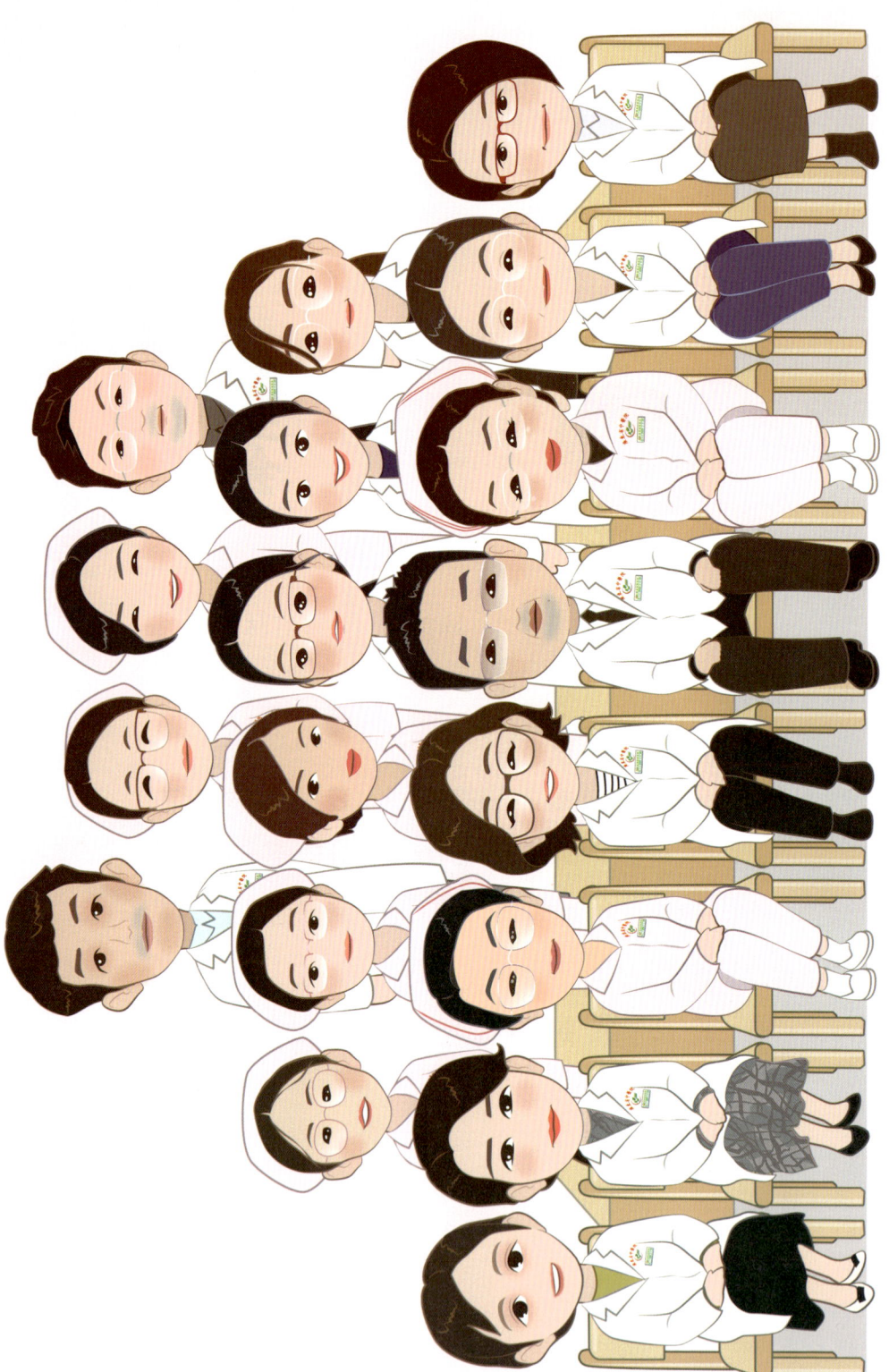

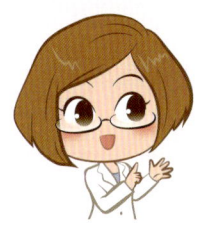

序

当许锐医生告诉我，她们即将出版一本介绍乳腺知识的科普漫画，想让我来作序时，我欣然应允。我从事乳腺专业多年，见过太多的乳腺疾病患者，有的患者因对乳腺知识了解不足而延误了治疗，有的患者因盲目信赖各种未经证实的疗法拖延了病情，还有的患者从"谈癌色变"发展到"谈乳色变"，每每这时，作为医者都无比痛心。我经常在想，为什么大家对乳腺疾病如此恐慌，应该还是对乳腺知识缺乏了解，《黄帝内经》提出"上工治未病"，即高明的医生不是擅长治病的人，而是能够预防疾病的人。科普是一个非常好的途径，用通俗易懂的语言，而不是高高在上、冰冷的数字和专业晦涩的词语，来向大众传播医学知识。

这本《乳腺健康 画中有话：大众篇》用漫画的形式介绍了如何进行乳房自检、如何看乳腺检查报告、如何处理各种乳腺良性疾病，书中的知识都有循证医学证据支撑，是一本有循证、有趣味、有温度的科普读物。

国医大师　林毅

2024年8月21日

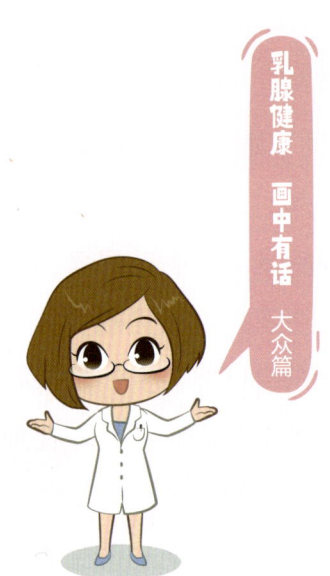

乳腺健康 画中有话 大众篇

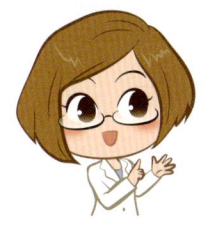 

拿到初稿,心潮澎湃,就像孕育的胎儿,终于要呱呱坠地了。经常有人问我,医生的工作已经这么忙了,为什么还要做科普。这还要从我印象非常深的一件事说起,在我工作之初,接诊了一位曾接受奥美定(聚丙烯酰胺水凝胶)隆胸手术的患者,因为术后感到不适,前来做取出手术。在为她换药过程中,她告诉我之前并不清楚奥美定是什么,只是听朋友说效果好就去做了,没想到换来的是一生的痛苦。那个时候我就在想,如果有人能够做一些宣传,写一些文章,把奥美定的危害说清楚,或许可以挽回许多爱美女性的健康和幸福。于是我注册了自己的微信公众号,以"拆弹行动"为题,撰写并发布了关于奥美定的科普文章,这篇文章获得了非常不错的阅读量和转载,从此,我踏上了科普之路。

从单打独斗到团队作战,目前我们科室的科普公众号:省中医大学城乳腺科,已经收获了一万多名粉丝,我们的内容从如何正确自我检查,到如何选择辅助检查;从如何正确对待乳腺良性疾病,到乳腺癌的规范化治疗;从饮食保健到中医特色疗法。我们团队一直追求的是把最前沿的科学知识用最接地气的方式呈现出来,如文字、语言、短视频乃至场景剧等多样化载体,每一篇、每一幕都是由团队成员查阅大量专业文献创作而成,我们坚持"循证科普"。

后来我们又发现，大家不太喜欢读大段的文字，而是喜欢看有趣的画面，那怎么让大家愉快地接受我们的医学科普呢？我们想到了漫画这个载体，并在公众号发表，此举赢得了患者们的喜爱，也获得了同行的认可，反响非常好。于是，我们把这么多年积累的素材、平时患者询问频率最高的问题，用漫画的形式表达，最终形成了本套漫画书。本套漫画书分为两册，大众篇和专业篇。大众篇主要普及乳腺的基本知识，例如如何进行乳房自检、如何选择正确的乳腺检查，如何处理乳腺良性疾病等。我们希望它是一本枕边书，关于乳腺的疑问，读者都可以在里边找到科学的答案。专业篇聚焦于乳腺癌——这一在女性群体中发病率最高的肿瘤，从初诊到手术，再到后续系统的治疗，我们希望它成为一本陪伴患者治疗全程的呵护指南。

最后，我们感谢编写团队的不懈努力，感谢漫画师硕君的神奇画笔，正是团队的力量让我们的漫画书得以顺利面世，希望它能为广大女性朋友们带去科学的乳腺健康知识，让她们不再迷茫。为保证图书整体效果，本书图片中医护人员在进行一般诊疗时未佩戴口罩和手套。请医护人员在临床工作中遵照相关规定，规范佩戴口罩和手套。

许　锐
2024年8月21日

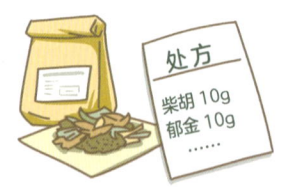

Contents 目录

第一章 体 检

01 伸出你的手——教你如何进行乳房自检 · 002

02 拿起你的笔——教你选择乳房检查 · 010

第二章 良性疾病

03 乳房疼痛不恐慌 · 020

04 乳房里长"土豆"——乳腺纤维腺瘤 · 028

05 乳房里的水泡——乳腺囊肿 · 034

06 乳房也有陨石坑——乳头内陷 · 041

07 乳房还分正副——副乳 · 048

08 哭泣的乳房——乳头溢液 · 054

09 乳房的盐碱地——乳房钙化灶 · 061

10 乳腺病变的灰色地带——不典型增生 · 067

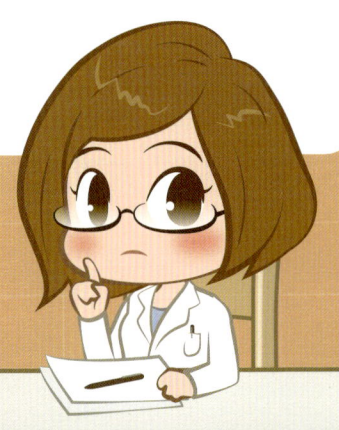

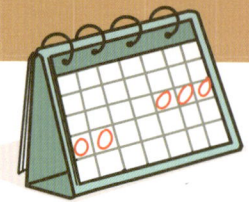

第三章 炎 症

11 幸福的烦恼——哺乳期乳腺炎 · 074

12 吃药能不能哺乳——哺乳期用药知识 · 080

13 中医中药有妙招——乳腺炎的中医治疗 · 090

14 魔鬼也有克星——非哺乳期乳腺炎的中医治疗 · 096

第四章 男性乳腺病

15 "大胸弟"的尴尬——男性乳房发育 · 108

16 不是和你开玩笑——男性也有乳腺癌 · 119

尾 声 · 127

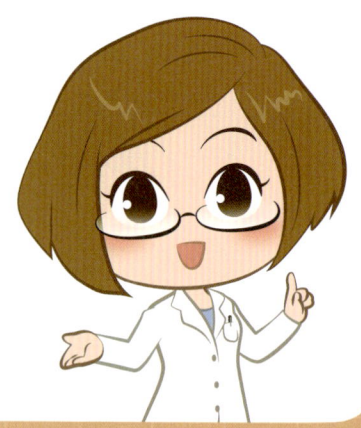

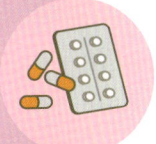
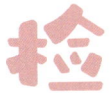

第一章

体　检

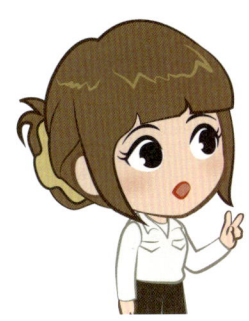
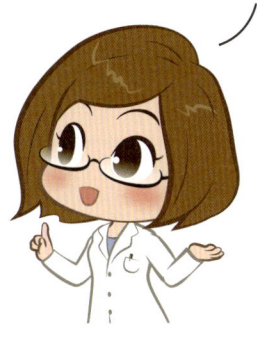
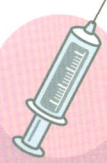

伸出你的手
——教你如何进行乳房自检

早上好,我叫晓睿,是一名乳腺科医生,欢迎来到我的诊室……

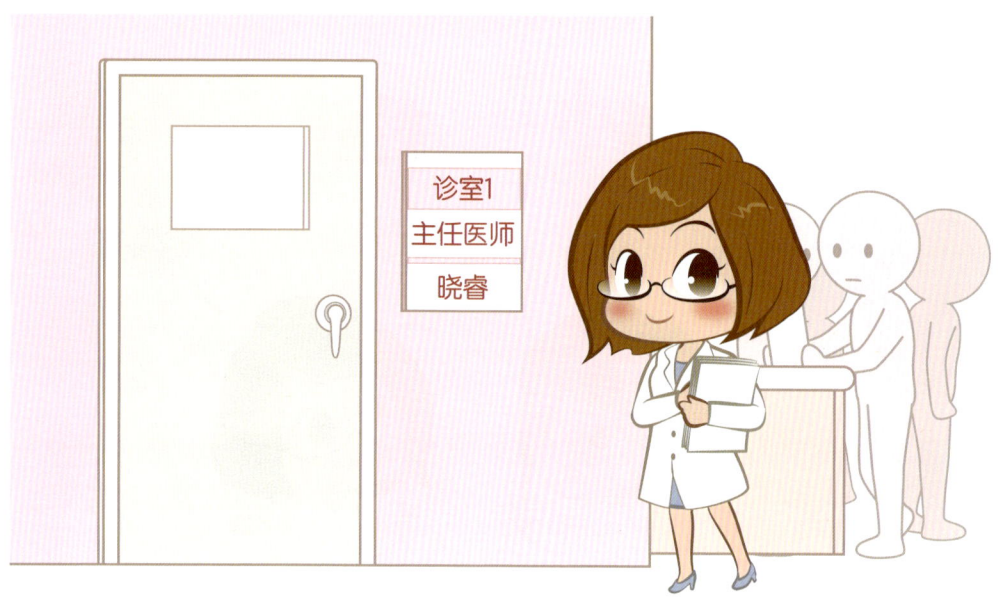

要开始一天忙碌的工作了,
今天的患者有点多呀……

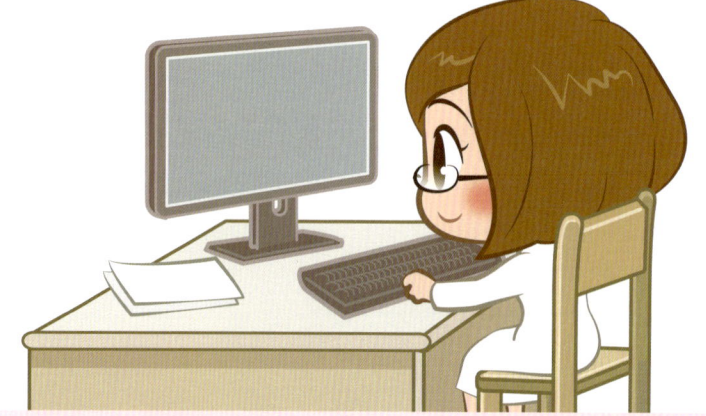

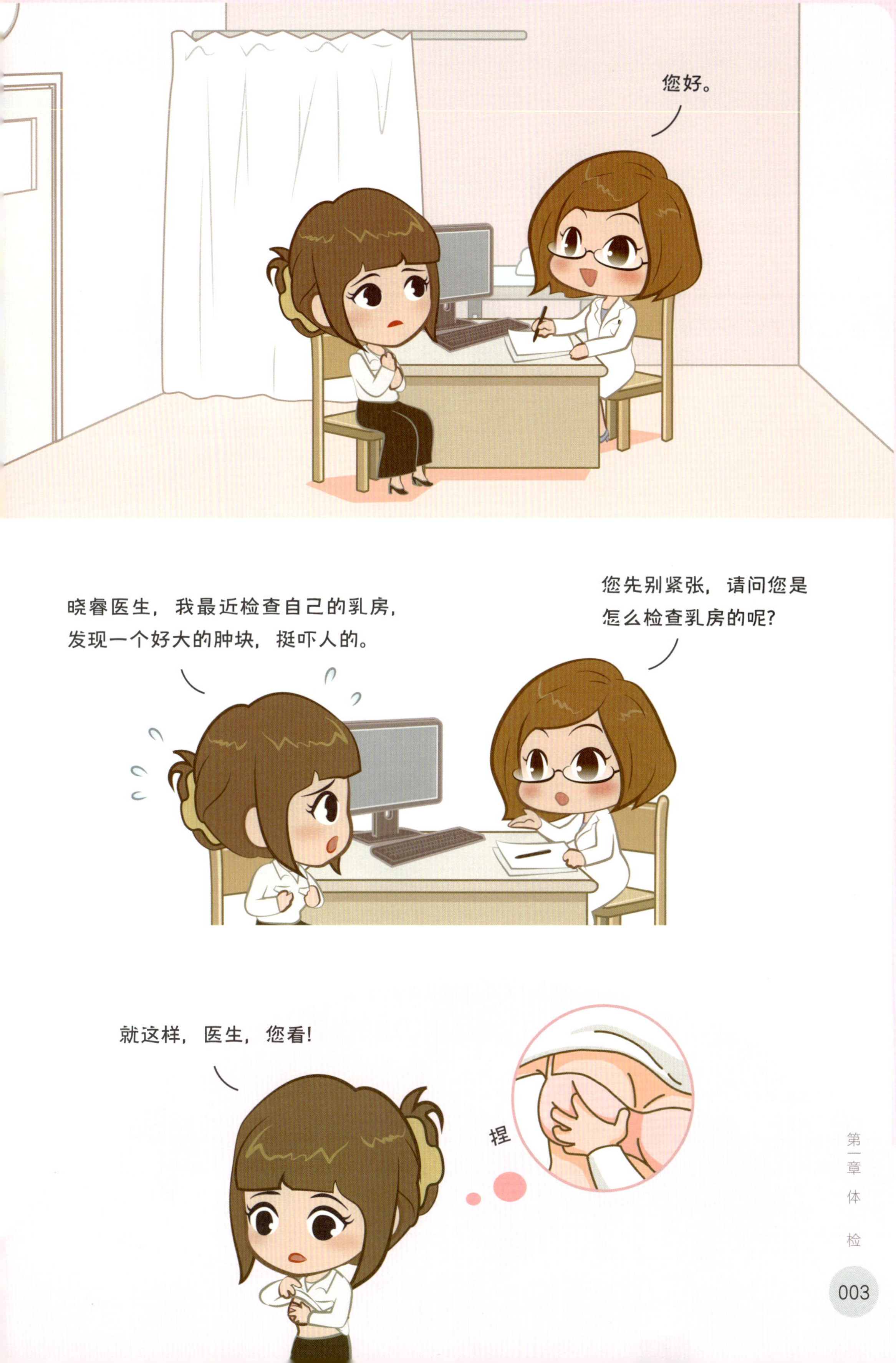

您好。

晓睿医生,我最近检查自己的乳房,发现一个好大的肿块,挺吓人的。

您先别紧张,请问您是怎么检查乳房的呢?

就这样,医生,您看!

捏

第一章 体检

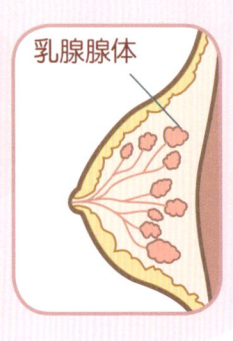

乳腺腺体

首先，您有这个自检的意识是很棒的，但是您的手法不太对，这种"捏"的手法会把乳房里的腺体（正常组织）都捏在一块，让您误认为是肿块哦。

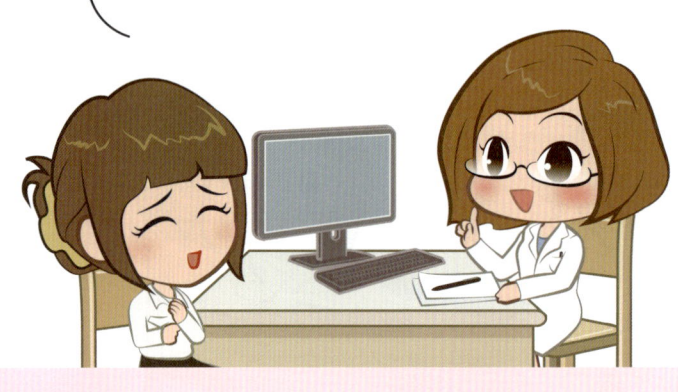

原来是这样子，吓到我了……您快告诉我，怎么自检才对？

乳房自我检查（即乳房自检）有很多细节，您知道什么时候自检比较合适吗？

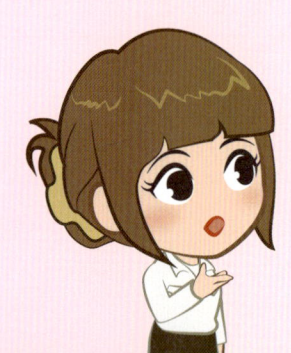
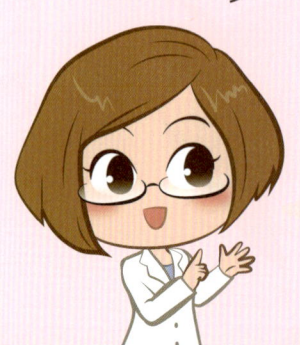
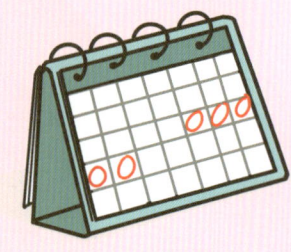

据说是月经后，但具体是为什么我不知道。

一般是月经开始的第9～11天（以月经开始的当天为第1天）；对于停经的女性，每个月取固定的时间段检查即可。

这时候乳腺受雌激素影响最小,腺体组织比较软,比较薄,自己查体的时候容易发现肿块等问题。

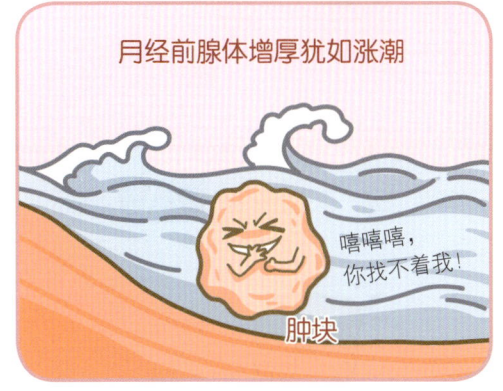

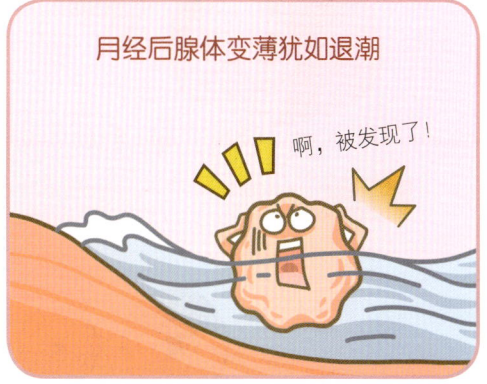

原来是这样子,那我自检时是坐着好呢,还是躺着好呢?

其实坐位或仰卧位均可

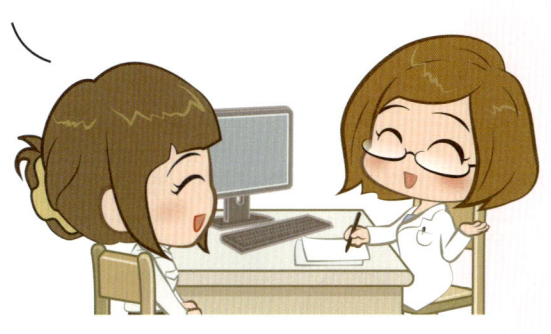

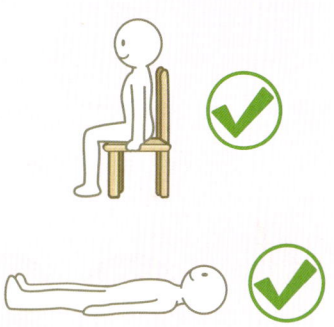

具体我应该怎么自检呢?

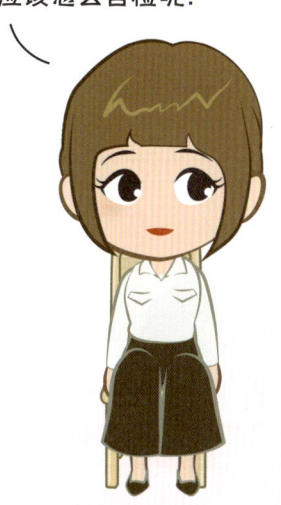

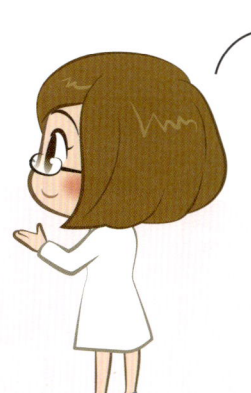

就像您现在坐着这样,两臂自然下垂于身体两旁,充分显露双侧乳房以便两侧对比就行。

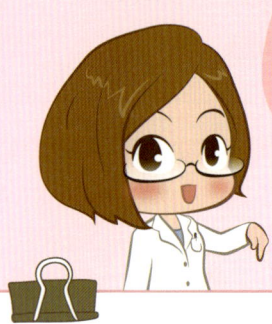

乳房的自我检查其实很容易，要记住"一看""二触""三对比"。"一看"主要是指观察乳房的以下几个方面：

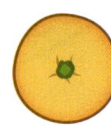 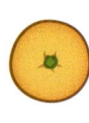 

看外形。双侧乳房是否**对称**，乳房**大小**是否相同，有无局部**隆起**等。

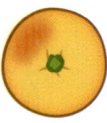 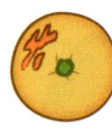 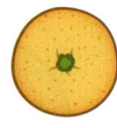 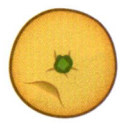

看皮肤。有无**红肿、破溃、橘皮样改变**、皮肤**凹陷**等。

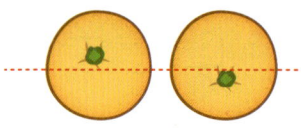 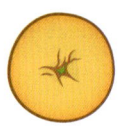 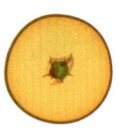

看乳头。双侧乳头是否位于同一水平面，乳头是否有**回缩**，乳头或乳晕有无**糜烂、湿疹、脱屑**等。

那什么是"二触"呢？

"触"即触诊，就是摸的意思，具体这样做：

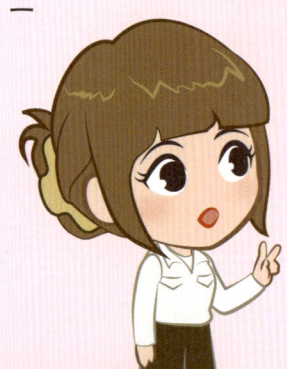 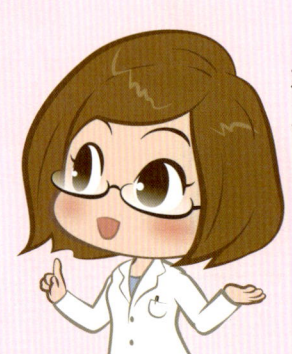

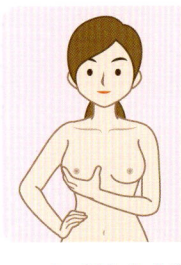 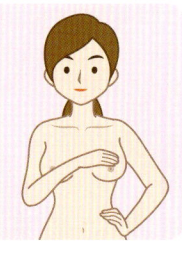 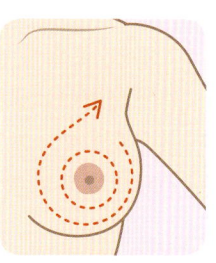

左手检查右乳,右手检查左乳　　　触摸时四指并拢,指腹触诊

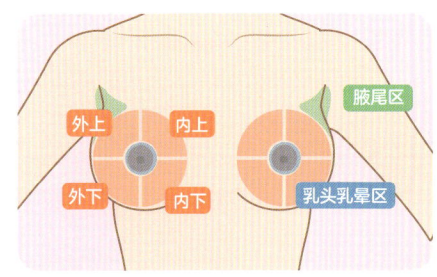 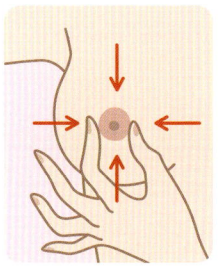 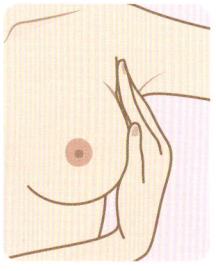

检查范围:外上、外下、内下、内上 4个象限+乳头乳晕区+腋尾区　　挤压乳头有无溢液　　检查腋窝有无肿大淋巴结

大家来找"茬"

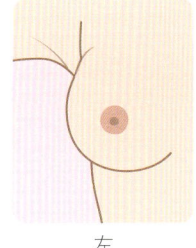 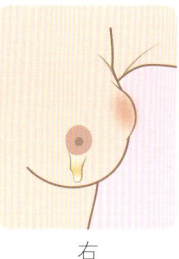

左　　右

那"三对比"是指什么?

就是看和摸的时候注意左右乳房的对比。

TIPS

乳房自我检查的"看""触"重点均在于双侧乳房的对比,这样更容易发现存在的问题。

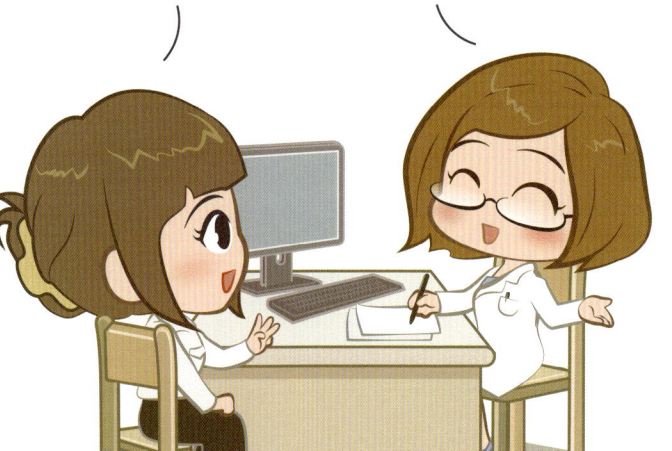

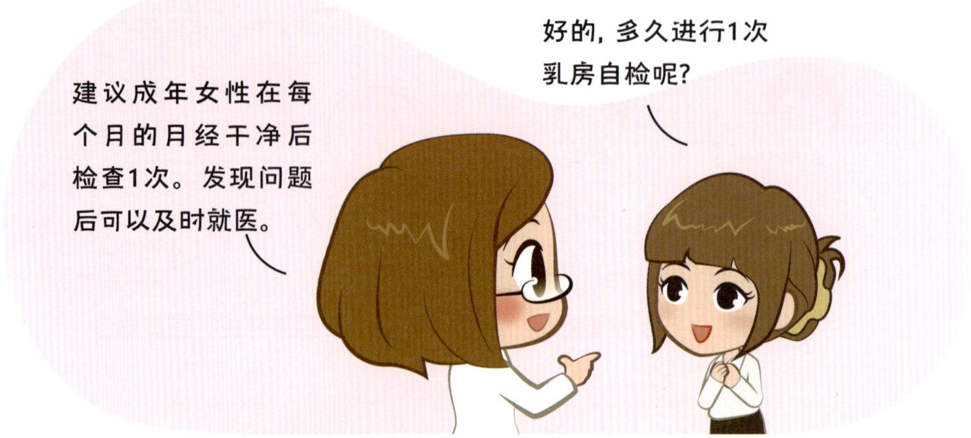

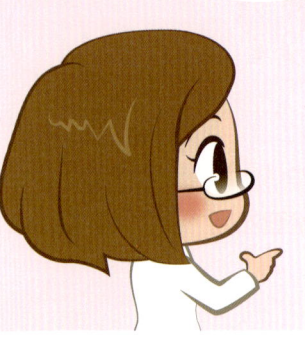

建议成年女性在每个月的月经干净后检查1次。发现问题后可以及时就医。

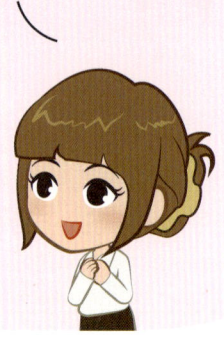

好的,多久进行1次乳房自检呢?

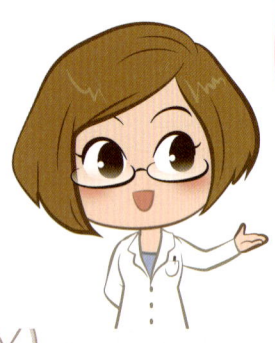

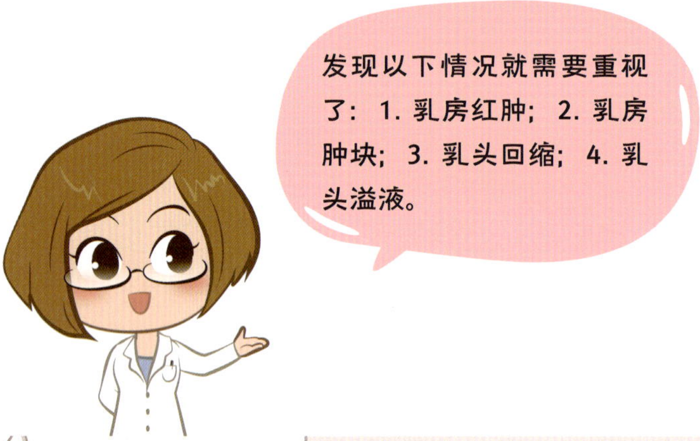

发现以下情况就需要重视了:1.乳房红肿;2.乳房肿块;3.乳头回缩;4.乳头溢液。

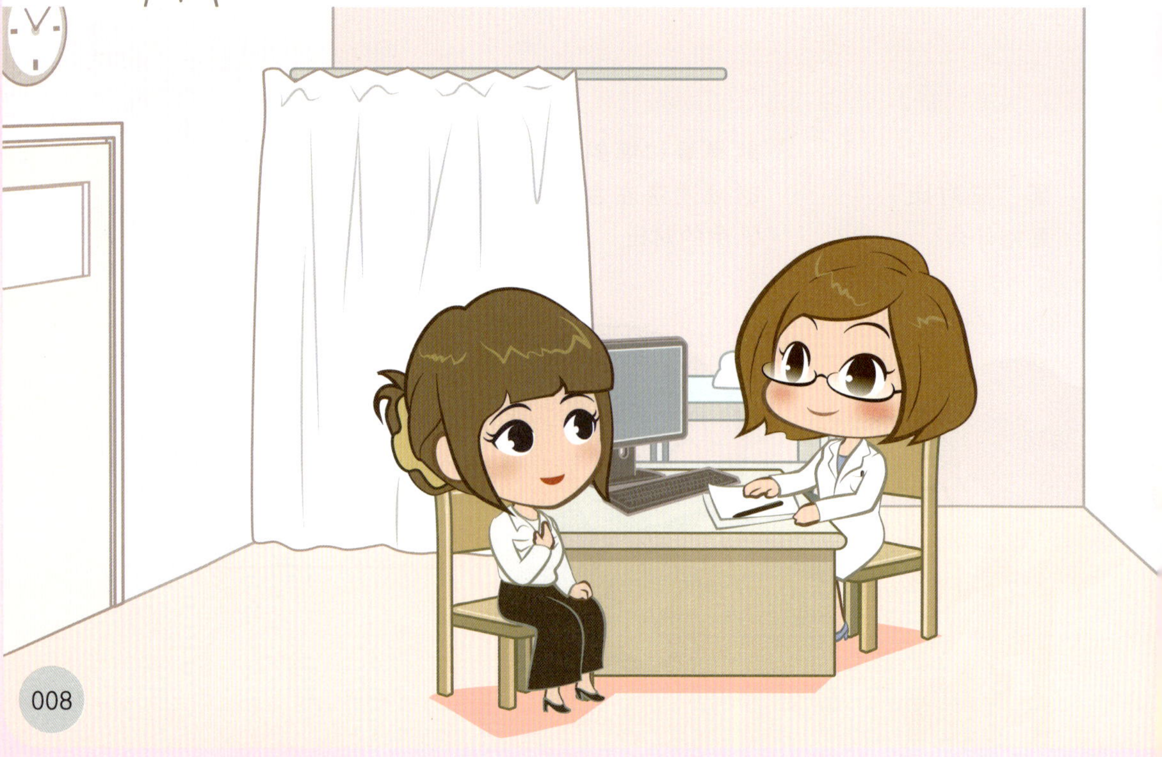

我们会根据具体病情,选择适合的辅助检查来明确病情。

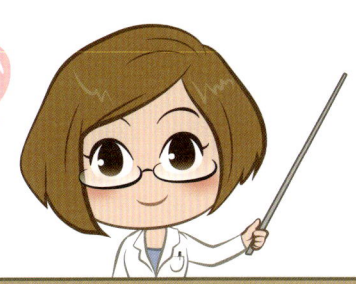

问答小测试:

【问题一】乳房自我检查的方法是什么?

【问题二】乳房自我检查的最佳时间是什么时候?

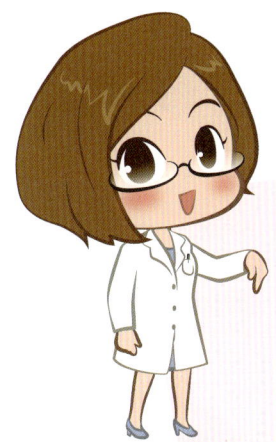

您答对了吗?

【答案一】"一看"、"二摸"、"三对比"。

【答案二】一般以月经开始的第7天为第1天,在第9～11天进行自我检查。

拿起你的笔
——教你选择乳房检查

晓睿医生给1号患者做了乳房检查,摸到患者右侧乳房有一个肿块……

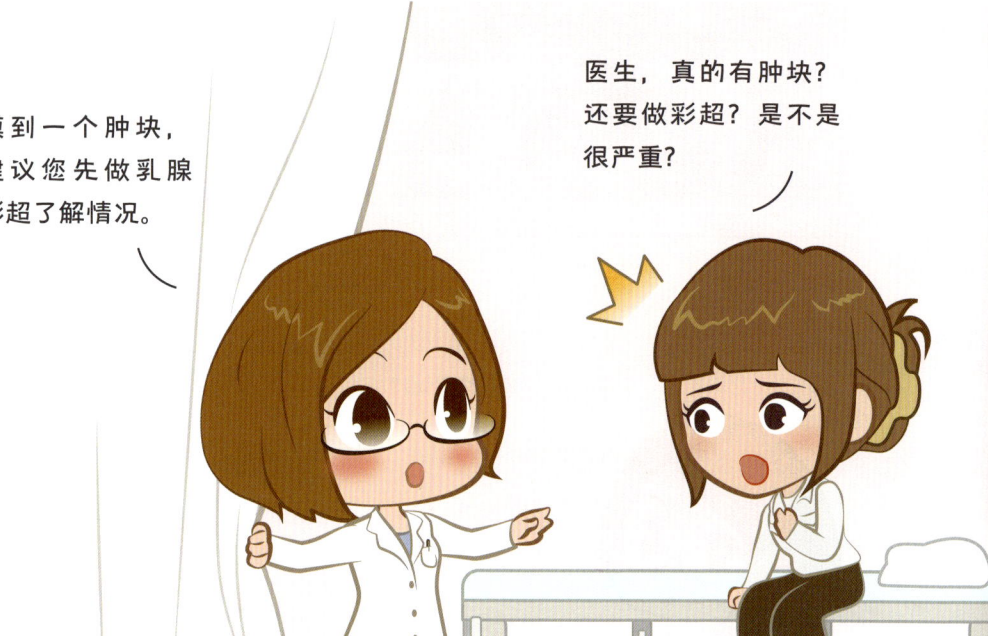

摸到一个肿块,建议您先做乳腺彩超了解情况。

医生,真的有肿块?还要做彩超?是不是很严重?

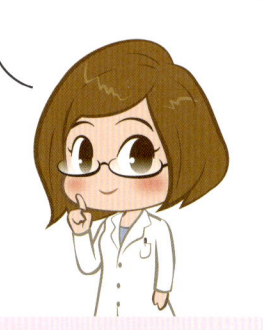

您先别紧张,乳腺彩超对肿块的诊断能力比较强。

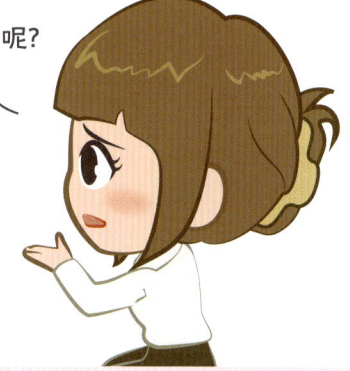

能了解哪些情况呢?

乳腺彩超可以了解：
- 病灶的位置、大小；
- 病灶边界、形状；
- 病灶是实性或囊性。

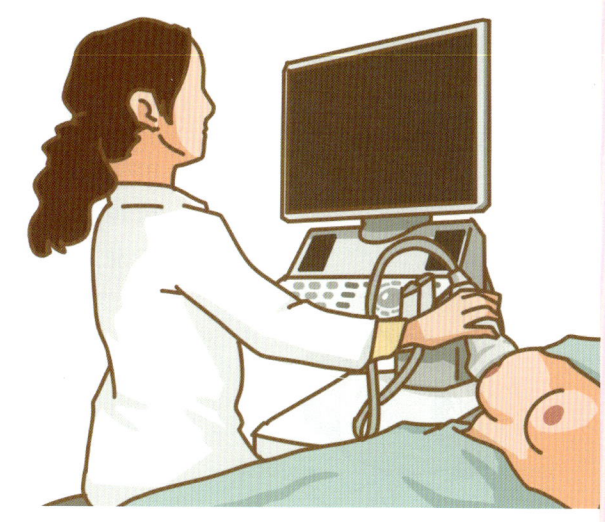

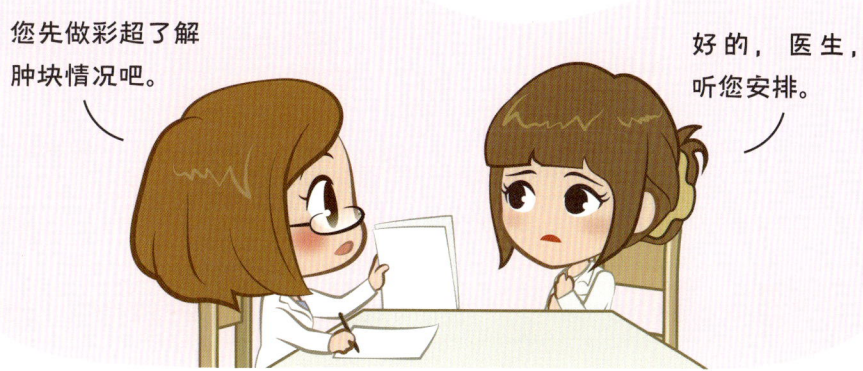

您先做彩超了解肿块情况吧。

好的，医生，听您安排。

稍后……

医生，您看我的乳腺彩超报告写了3类，是什么意思？

超声提示：
右乳实性低回声团块
（BI-RADS 3类）

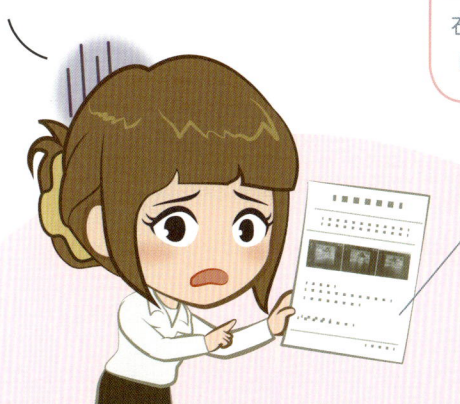

BI-RADS分级是美国放射学会根据乳腺肿瘤恶性的可能性设定的分组评价标准，共分为7级。其中从0级至4级，恶性的可能性逐渐增高。

BI-RADS	恶性概率	临床意义	对应处理
0	不适用	评估未完成（需要结合其他影像学检查）	召回
1	0	阴性	常规随访
2	0	良性	常规随访
3	0~2%	良性可能性较大	3~6个月随访+后续随访
4	2%~95%[a]	可疑	
4A	2%~10%	恶性可能性（低）	
4B	10%~50%	恶性可能性（中等）	组织检查
4C	50%~95%	恶性可能性（高）	
5	>95%	恶性可能性（极高）	
6	不适用	经组织学证实为恶性	其他

注：a. "2%~95%"代表大于2%，小于等于95%。其他数字区间的表示意义类似。

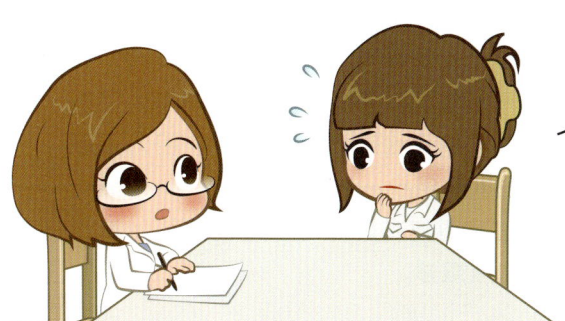

我刚刚打电话把情况告诉我妈妈了,我妈妈说之前她还做过一个叫乳腺钼靶的检查,有点痛,我需要做吗?

您很专业嘛,对乳腺检查有一定的了解。

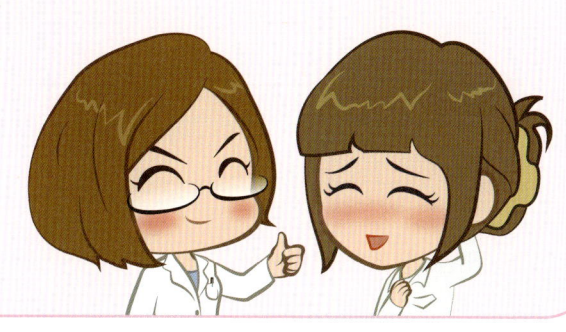

乳腺钼靶
又名乳腺X线检查,特点是能识别乳腺内的钙化灶,同时也能看到肿块。

那,医生,我适合做乳腺钼靶吗?

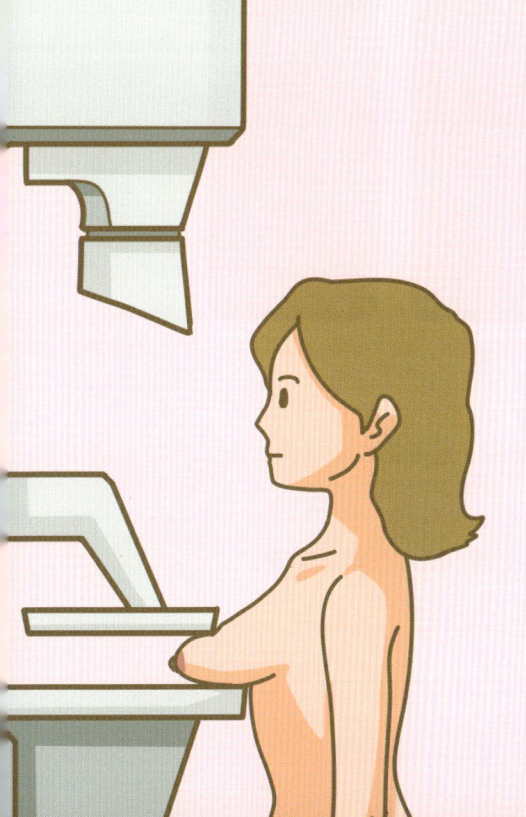
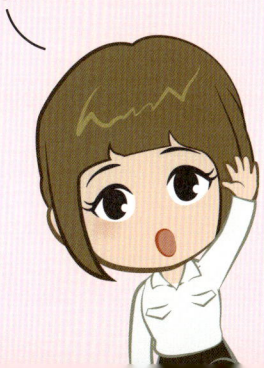

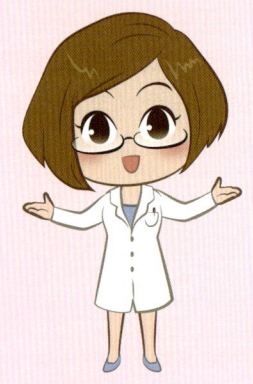

钼靶（乳腺X线检查）是40岁以上人群乳腺癌筛查的推荐项目。不建议对40岁以下、无明确乳腺癌高危因素或临床体检未发现异常的女性进行钼靶检查。因为年轻女性的乳房组织一般比较致密，X线对其穿透力差（即使有肿块也显示不清），反而容易造成漏诊。

钼靶的不足：

▶ 致密型乳腺的病灶检出率低。

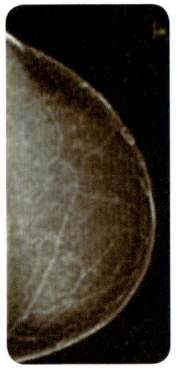 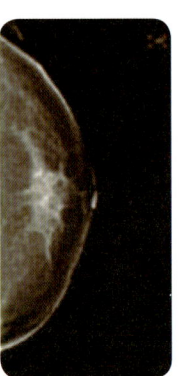 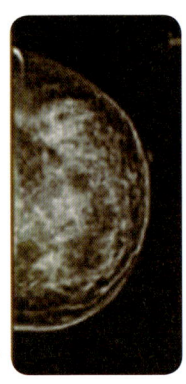 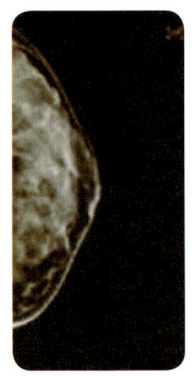

脂肪型乳腺　　少量腺体型乳腺　　致密型乳腺　　极度致密型乳腺

▶ 钼靶是低剂量X线，存在小剂量辐射，不适用于短期内反复检查。

▶ 检查时需要夹紧乳腺进行投照，可能带来压痛，所以受检者印象中有点痛。（详见第二章"9.乳房的盐碱地——乳房钙化灶"）

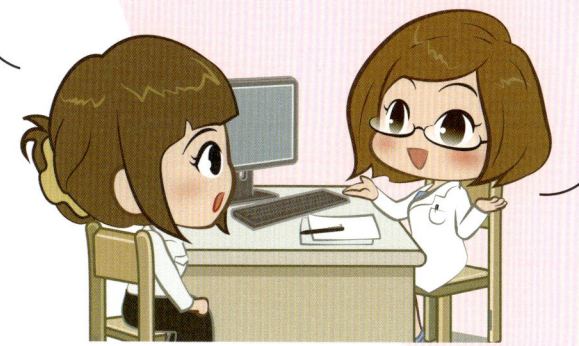

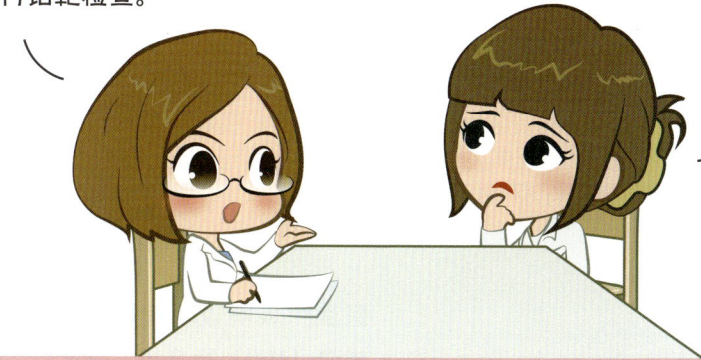

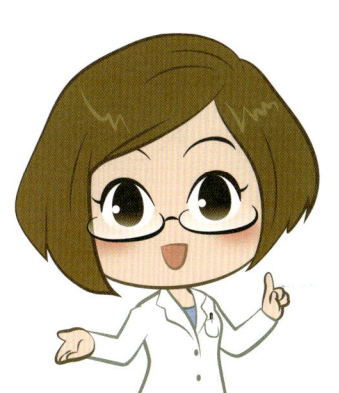

一般人群

年龄	筛查频率	筛查项目		
		推荐	考虑	可选
20~39岁	不常规推荐定期筛查	不适用	—	—
40~70岁	机会性筛查/人群普查，每1~2年1次	·乳腺X线[a]联合B超 ·乳腺X线（非致密型乳腺）	—	MRI[b]
>70岁	机会性筛查每1~2年1次	·乳腺X线	超声	MRI

罹患乳腺癌高危人群

年龄	筛查频率	筛查项目
早于40岁	每6~12个月筛查1次	·乳腺体检（每6~12个月1次） ·B超（每6~12个月1次） ·乳腺X线检查（每年1次） ·MRI（推荐）

注：a. 乳腺X线断层摄影能够显著提升筛查效能，具备检查条件时推荐使用。
　　b. 人群普查时，MRI的成本效益较低，仅在必要时才选择。

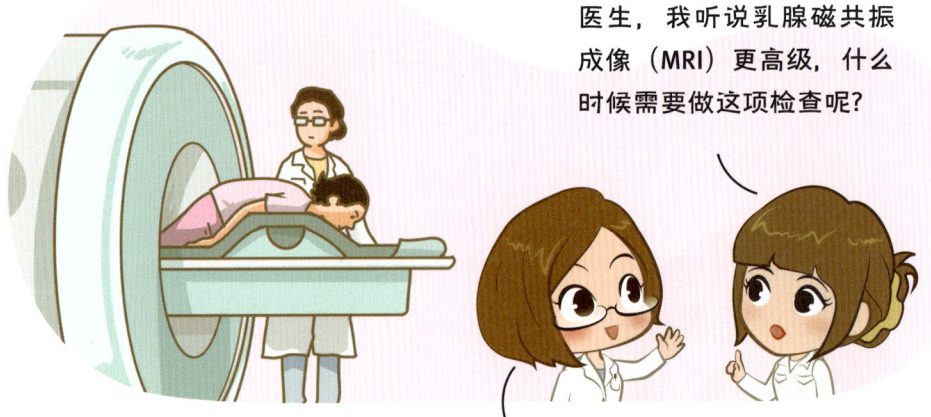

医生，我听说乳腺磁共振成像（MRI）更高级，什么时候需要做这项检查呢？

乳腺MRI的敏感性的确比二维乳腺钼靶高，因为它是断层成像的。

二维乳腺钼靶	乳腺MRI
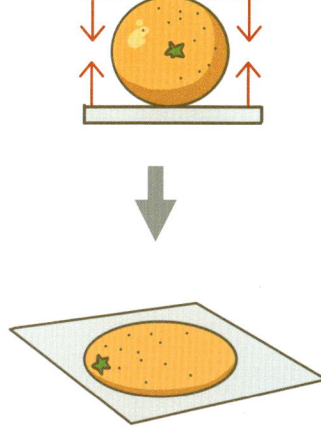	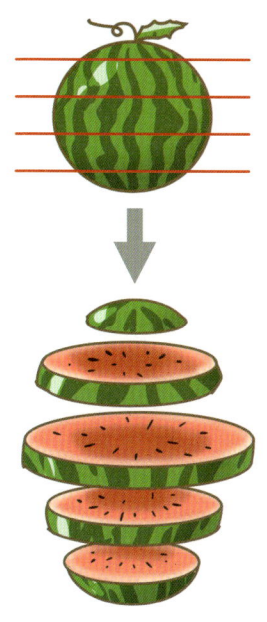
乳腺钼靶是把整个乳腺"夹扁",组织会重叠在一起。	磁共振成像是断层成像,就像切西瓜一样,一片一片切出来看。

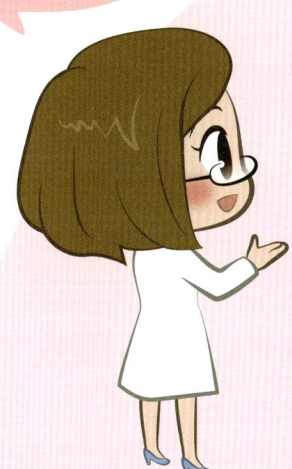

同时还可以做MRI动态增强扫描,观察一下血供情况。

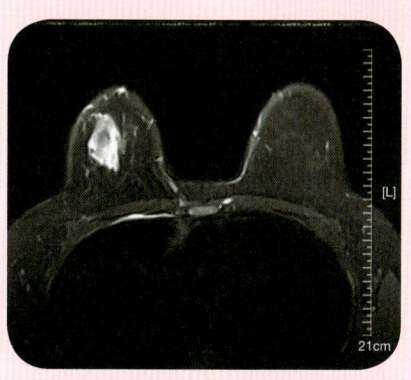

乳腺肿物MRI图像

乳腺MRI常用于：

▶ 乳腺X线或超声检查发现病变但不能确定其性质时；

▶ 乳腺癌高危人群的早期筛查；

▶ 评估治疗效果、手术方式；

▶ 发现乳房内隐匿的癌灶；

▶ 乳房整形术后随访等。

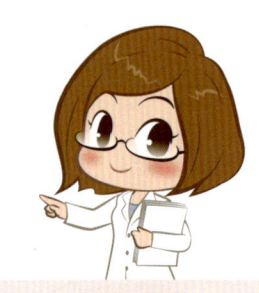

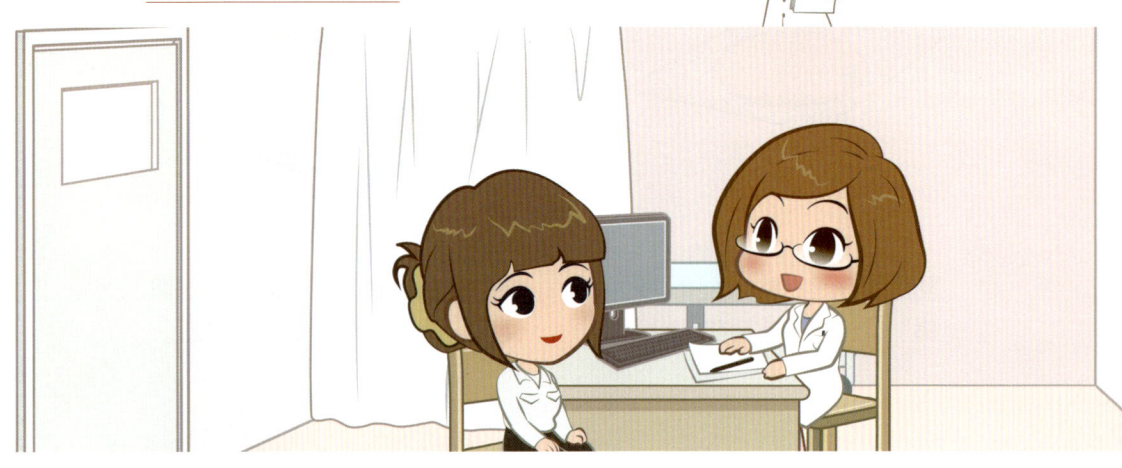

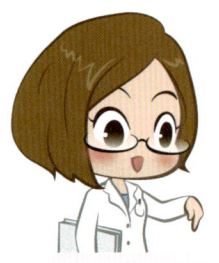

最后我们来看一下3种检查的对比吧！

参考：
中国抗癌协会乳腺癌诊治指南与规范（2024年版）

	乳腺X线	乳腺超声	乳腺MRI
肿块	★	★★★	★★★★
钙化	★★★★	★★	★
结构扭曲	★★	★	★★★★

注：星数越多代表诊断能力越强。

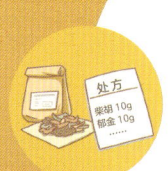

第二章
良性疾病

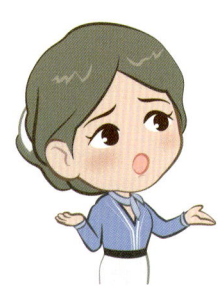
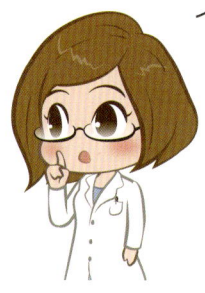
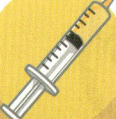

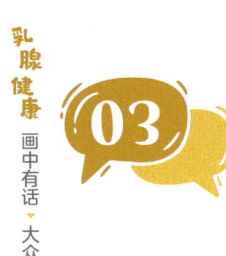

乳房疼痛不恐慌

晓睿医生刚刚做完手术，马不停蹄地赶去门诊……

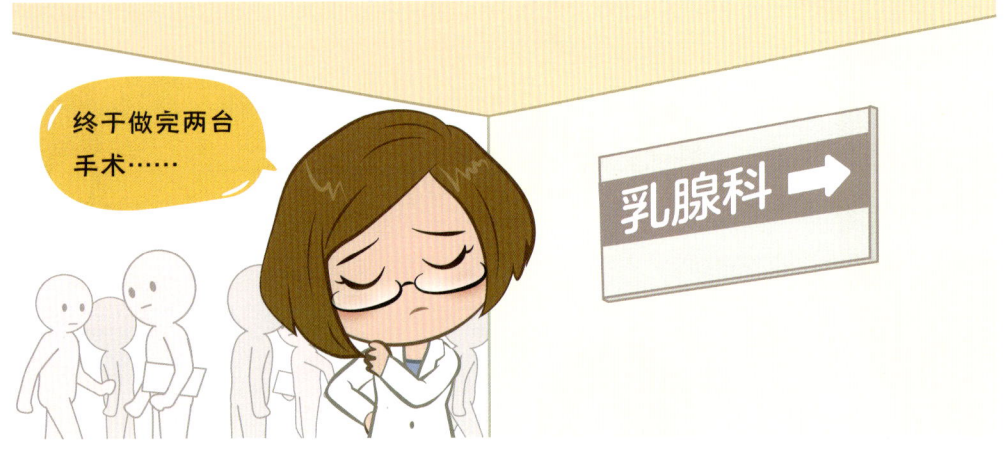

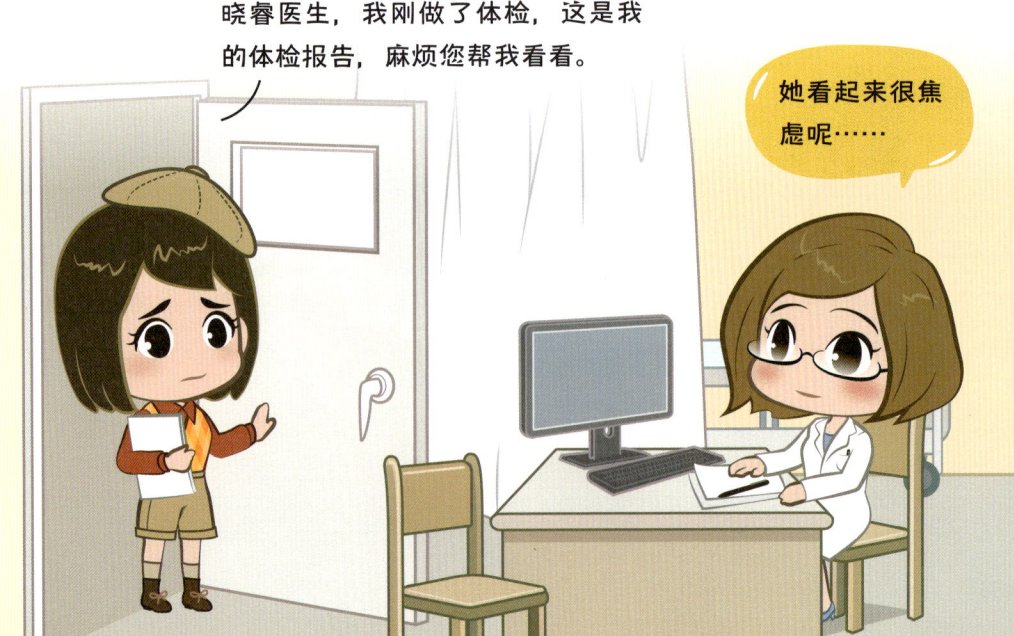

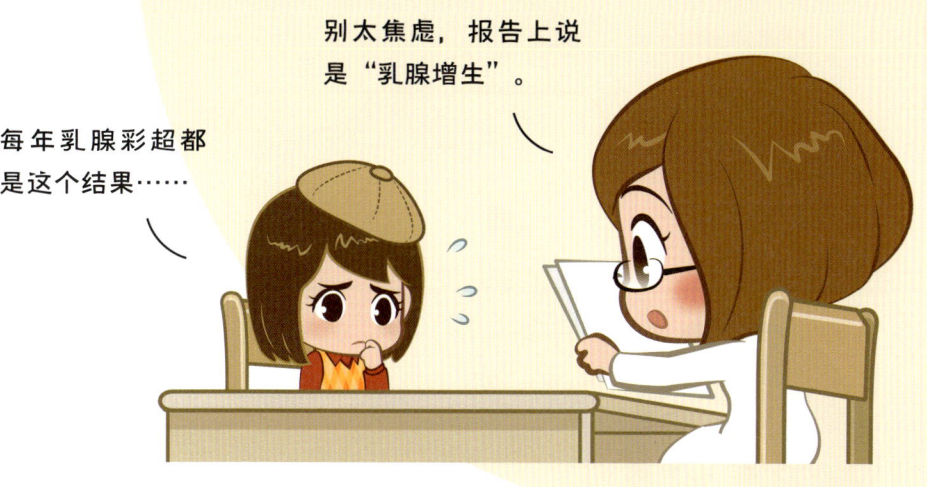

女性乳腺增生多数是生理性的增生，女性月经前期体内雌激素水平上升，刺激乳腺导管上皮细胞增生，引起乳房充盈、肿胀。乳腺增生**既非炎症，也非肿瘤**。

中医称为"乳癖"，病因如下：

▶ 情志内伤，肝郁气滞；

▶ 痰瘀互结；

▶ 冲任失调。

主要的临床表现为**乳房疼痛、乳房肿物、乳头溢液**。

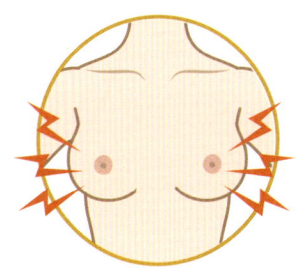 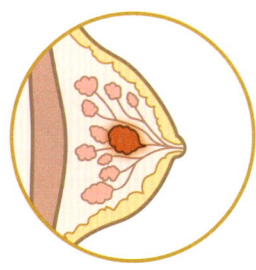 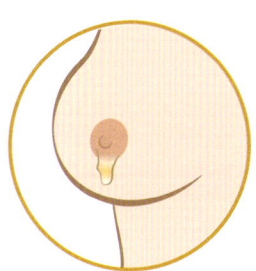

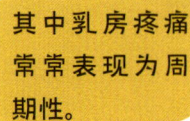

其中乳房疼痛常常表现为周期性。

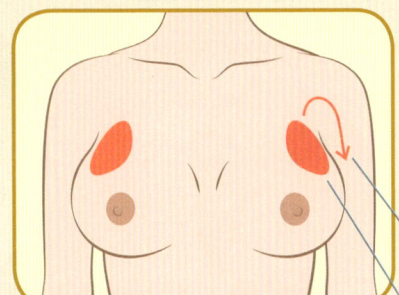

疼痛特征：
病史长；
月经前；
常双侧。

疼痛放射至腋下
外上象限
压痛和结节

周期性？

就是指与月经周期，尤其与排卵相关。

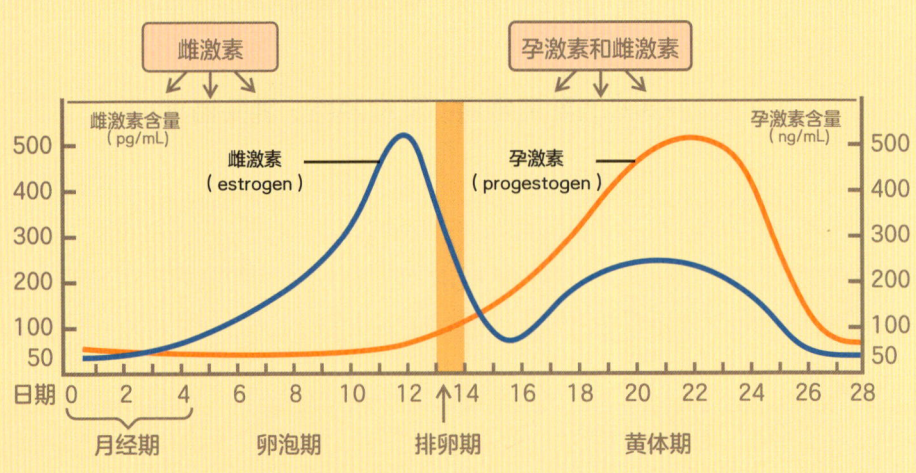

月经前雌激素增多，刺激乳腺导管扩张，腺体增厚，可能会感到**乳房肿胀、疼痛、触痛**，甚至放射至**腋窝、上臂**。

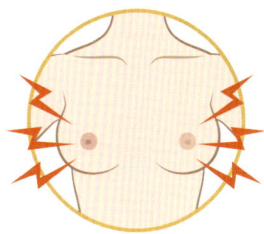 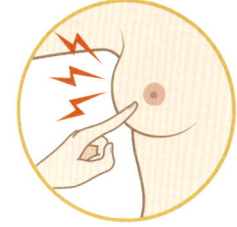 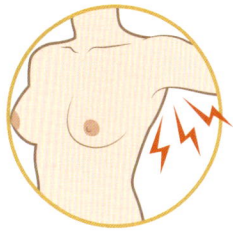

TIPS
乳房疼痛和肿胀通常会在月经来潮后消失。

这……那我还要疼多少年啊？

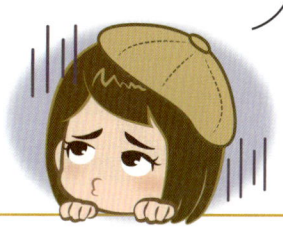

好朋友一辈子

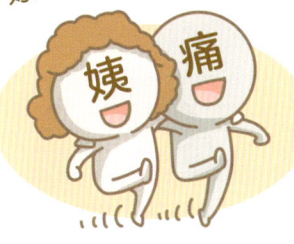

理论上，乳腺增生几乎会陪伴着"大姨妈"一起来，直到"大姨妈"光荣退休。

这么恐怖，那我岂不是没救了？

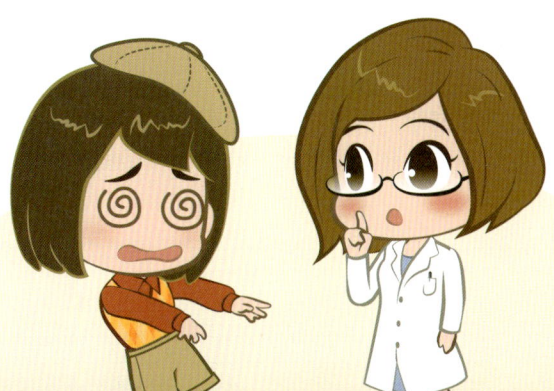

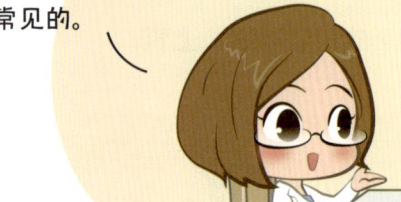
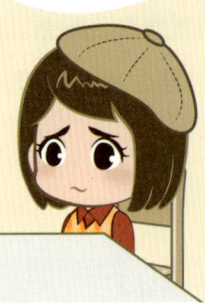
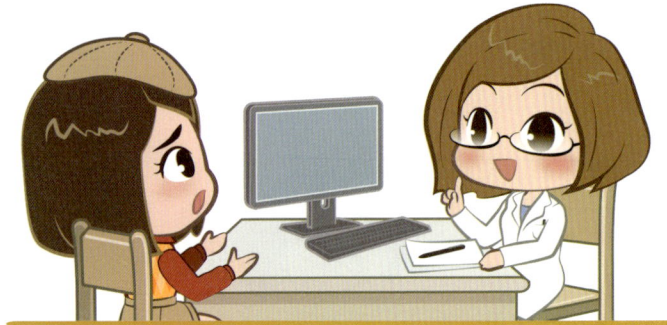
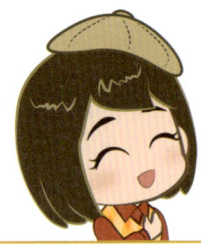
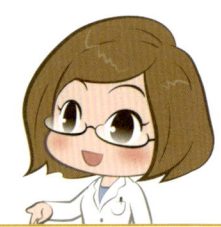

饮食建议

多纤维食物、鱼油、亚麻籽油、鲱鱼、鲭鱼（又叫青花鱼或马鲛鱼）、野生鲑鱼（又名三文鱼）、核桃与其他坚果类食物可以经常吃。

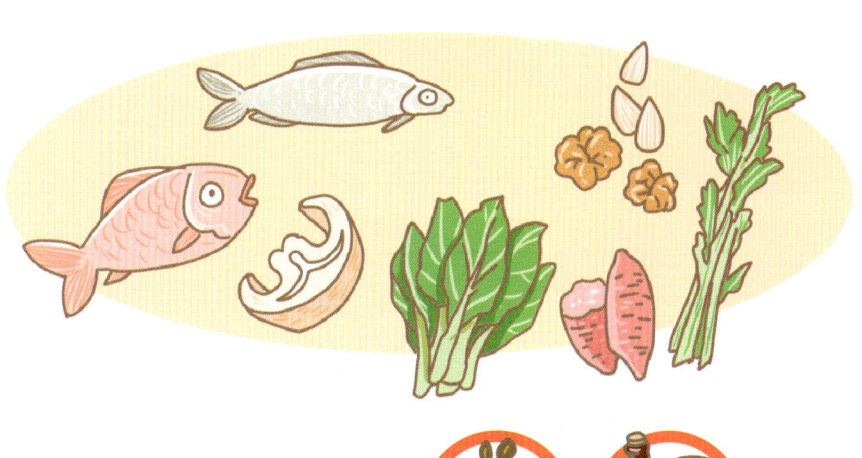

要避免摄入酒精或咖啡!

 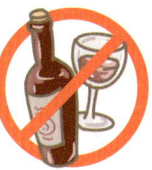

还要改善生活方式

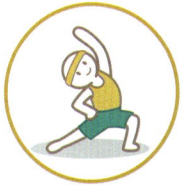   

定期体育锻炼　　合理的饮食　　良好的情绪　　规律的生活

那，有办法缓解乳腺增生伴随的乳房疼痛吗?

中药和中医外治法在缓解乳腺增生引起的疼痛方面，有很多优势。

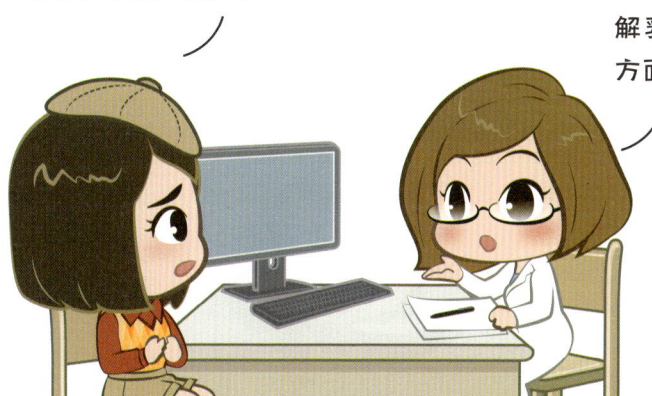

中医药治疗乳腺增生

肝郁气滞
症状与**月经周期和情绪变化**有关,治疗上以疏肝理气为主。

痰瘀互结
疼痛以**刺痛**为主,月经行经不畅或伴有瘀块,治疗上以化痰散结、活血祛瘀为主。

冲任失调证
多伴有**腰膝酸软**、**头晕**,治疗以滋阴补肾、调摄冲任为法。

嗯嗯,我想要开点中药调理。

行。

处方
柴胡 10g
郁金 10g
……

再配合**中药包热敷**,效果不错哦。有需要再来找我。

好的,谢谢晓睿医生。

拓展页

除了周期性疼痛之外,其他有可能引起乳房疼痛的因素包括:

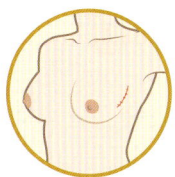
外伤或手术史

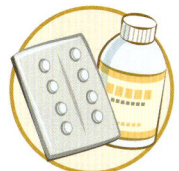
口服避孕药丸

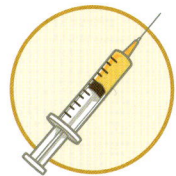
激素替代疗法

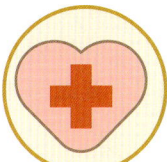
精神心理因素

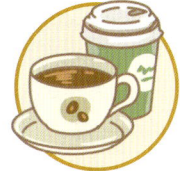
咖啡

肿瘤

除此之外,胸壁肌肉疼痛有时会被误认为是乳房疼痛。

胸壁肌肉疼痛

覆盖肋软骨的乳腺区域,涂抹抗炎药膏有效(比如双氯芬酸钠乳膏)。

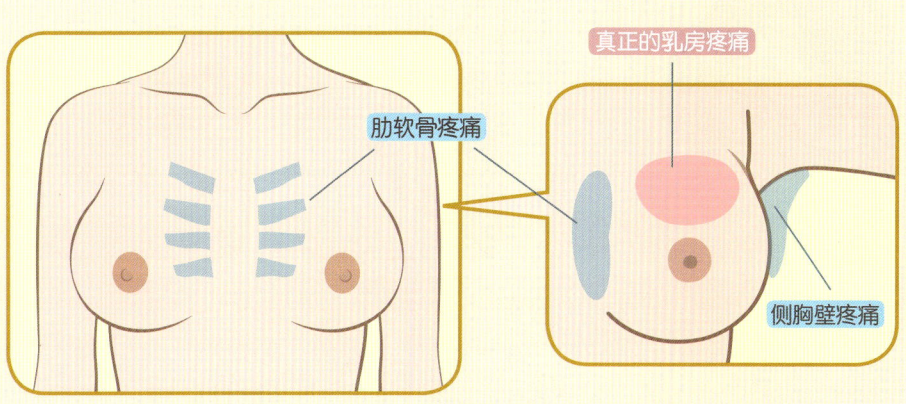

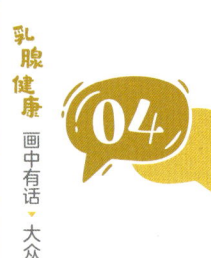

乳房里长"土豆"
——乳腺纤维腺瘤

这天,一位20来岁的年轻患者带来了她的体检报告……

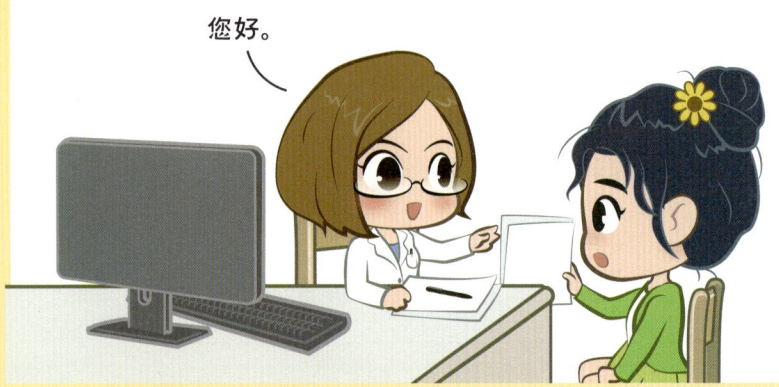

您好。

医生,我参加了单位体检,报告上说我有纤维腺瘤,还说可能要做手术……

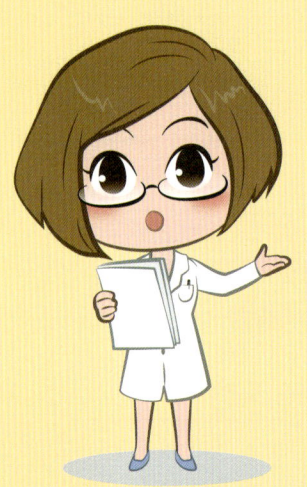

乳腺纤维瘤是由增生的纤维组织与腺上皮组成的,分为乳腺纤维腺瘤、腺纤维瘤、腺瘤等。

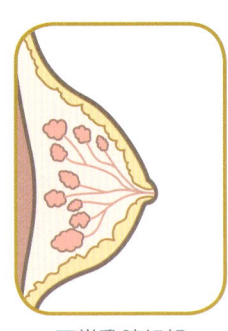
正常乳腺组织

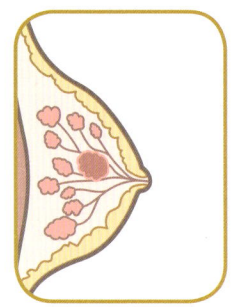
纤维瘤

主要根据构成肿瘤的纤维成分和腺上皮增生程度不同而命名,是最常见的**良性肿瘤**。

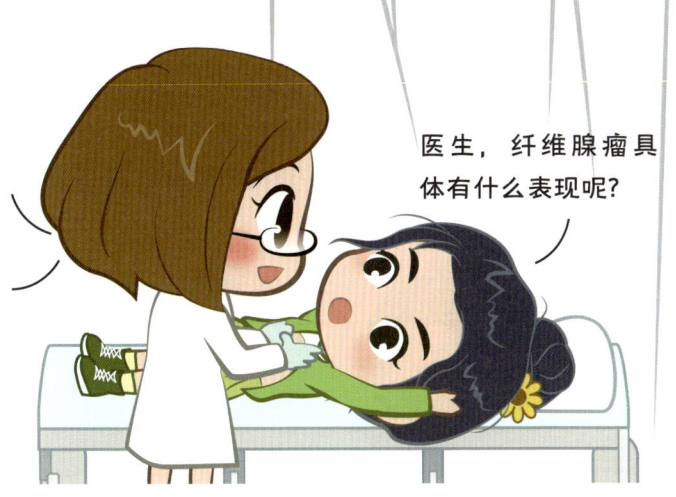

让我帮您检查一下乳房，请放松。

主要表现为乳房内出现球状的、表面光滑、活动度良好的无痛肿块。

医生，纤维腺瘤具体有什么表现呢？

发病特点

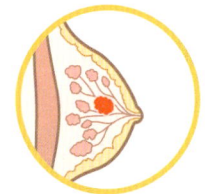

可以单发

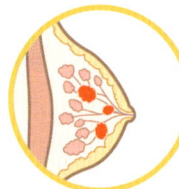

也可以多发

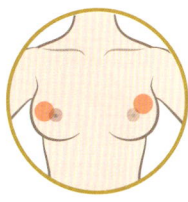

有时甚至双侧乳腺都发生

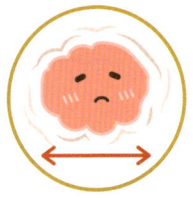

一般生长比较缓慢

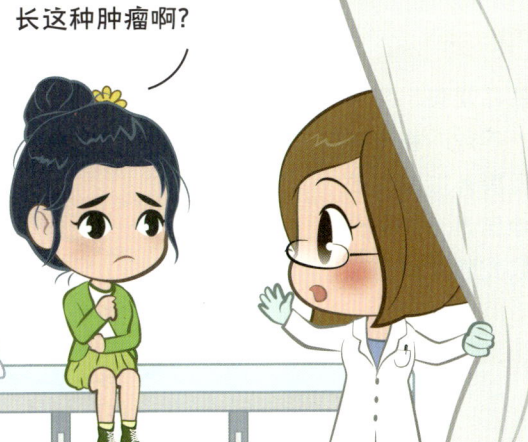

我还年轻，为什么会长这种肿瘤啊？

纤维腺瘤好发于青春期后的任何年龄，高发年龄为20～25岁。像您这样的年轻患者反而是非常常见的。

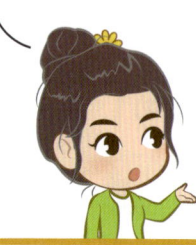
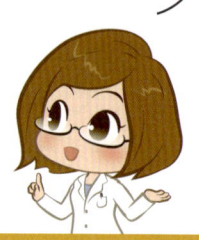
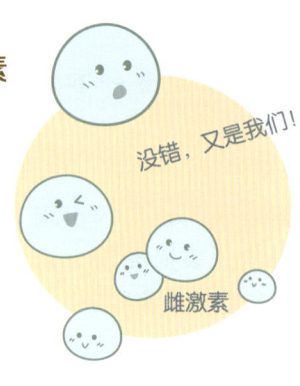

什么原因导致的呢?

纤维腺瘤的发生与**雌激素**的过度刺激有关。

没错,又是我们!

雌激素

那我这个一定要做手术吗?吃药可以吗?

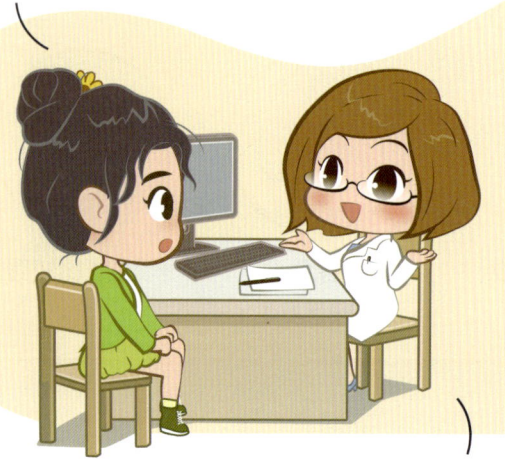
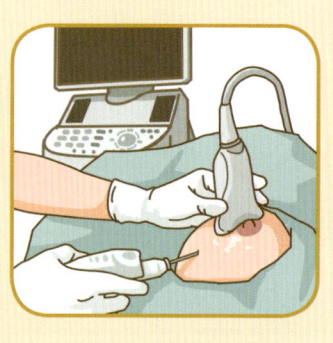

传统的处理方法包括**随访观察**和**外科切除**,前者可以通过空芯针活检确认肿瘤性质后进行随访观察。

因为纤维腺瘤恶变的可能性非常低,并不是一经发现就要进行手术。不过,由于纤维腺瘤会越长越大,导致乳房外形发生改变,考虑到因此带来的精神压力,大部分人都想手术解决。绝大多数乳腺外科医生会在治疗中尊重患者意愿。

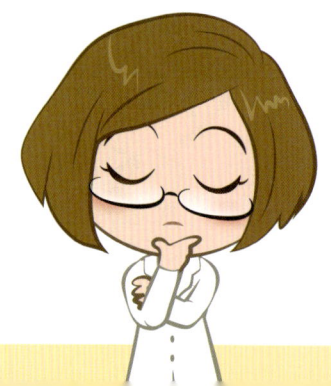

手术活检是有效的治疗方法，尤其对于巨大纤维腺瘤或是医生结合患者意愿，判断认为需要手术的情况。

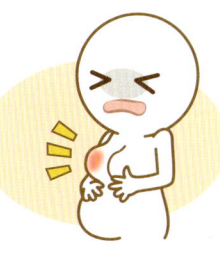

你可能担心会影响生育后的哺乳功能，但是如果不做，有一小部分患者的纤维腺瘤在妊娠期会迅速增大。

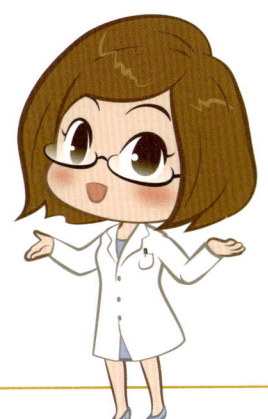

恶性　　良性

还有一些其他肿瘤会和纤维腺瘤混淆，一定要通过病理检查来鉴定。

手术后会影响哺乳吗？我还没结婚。

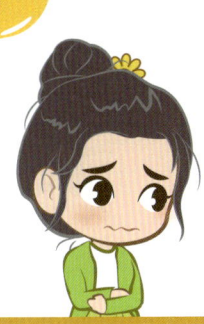
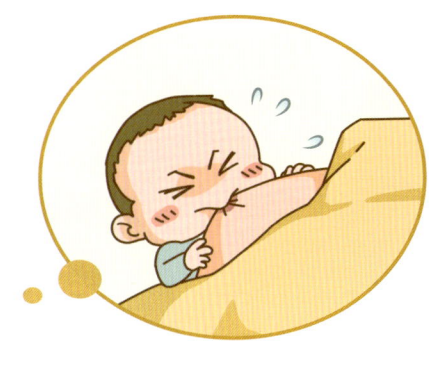

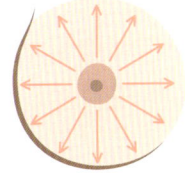

打个比方，中间是乳头，旁边像车轴一样的是乳房的导管。

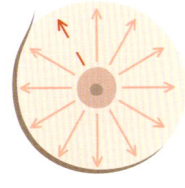

手术过程中，医生会选择"放射状"切除纤维腺瘤，尽量保护导管。

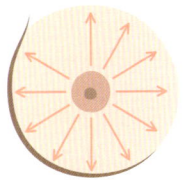

手术区域外其他导管不受影响，所以对哺乳的影响不大。

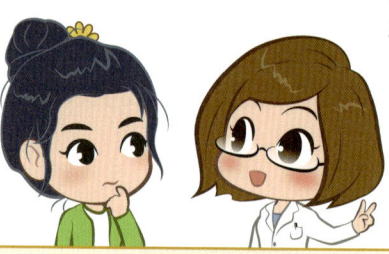

那瘢痕大吗?

关于这个问题,有两种手术方式可以做。

传统开放手术

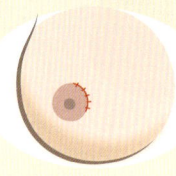

我们会尽量做美容切口,比如在乳晕开口,伤口愈合后就看不出来了。

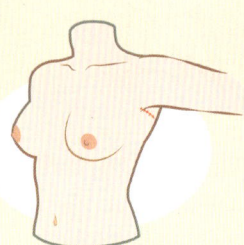

或者是利用人体本身的皱褶开口,比如在腋窝开口。

微创手术

还可以在B超引导下用一个特殊的旋切刀把瘤切出来。

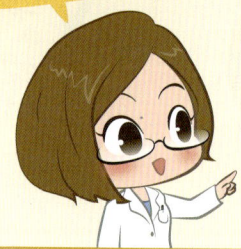

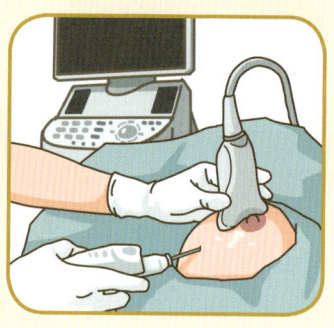

体表的疤只有0.5cm。

那以后复发的概率大吗?

纤维腺瘤就是年轻女性容易长,而且怀孕是个刺激因素。但即使复发,也不是都需要再次手术,医生会根据情况判断。

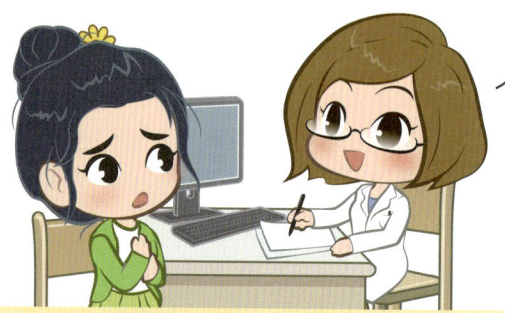

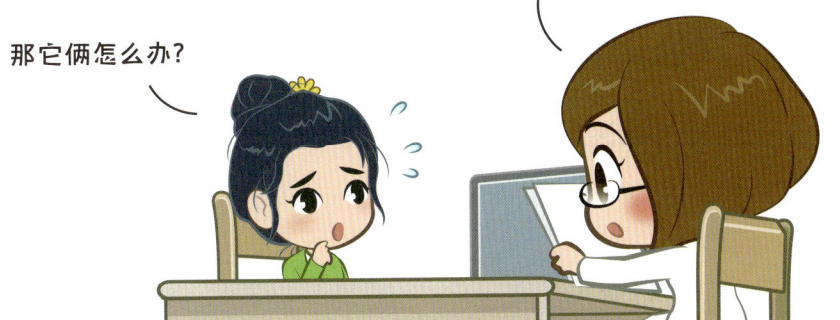
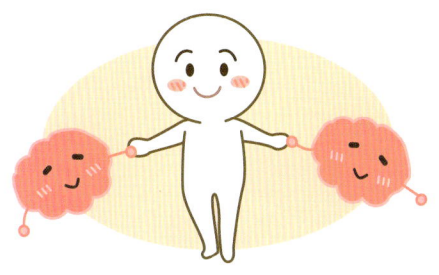
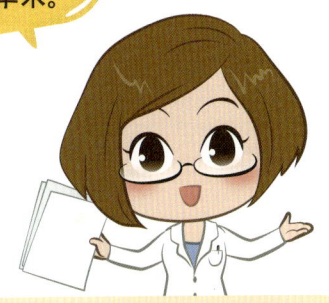
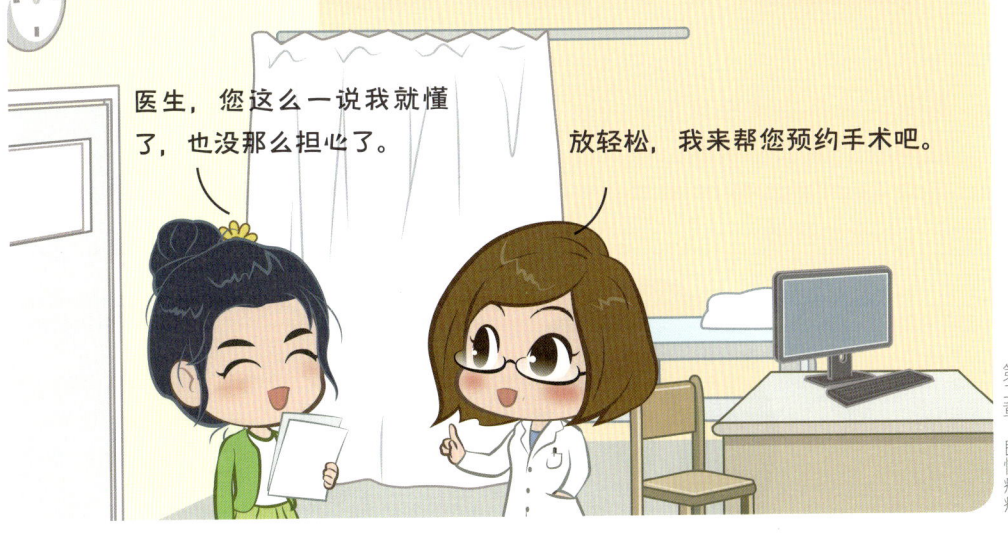

乳房里的水泡——乳腺囊肿

这天，晓睿医生的诊室来了一位30来岁的女士……

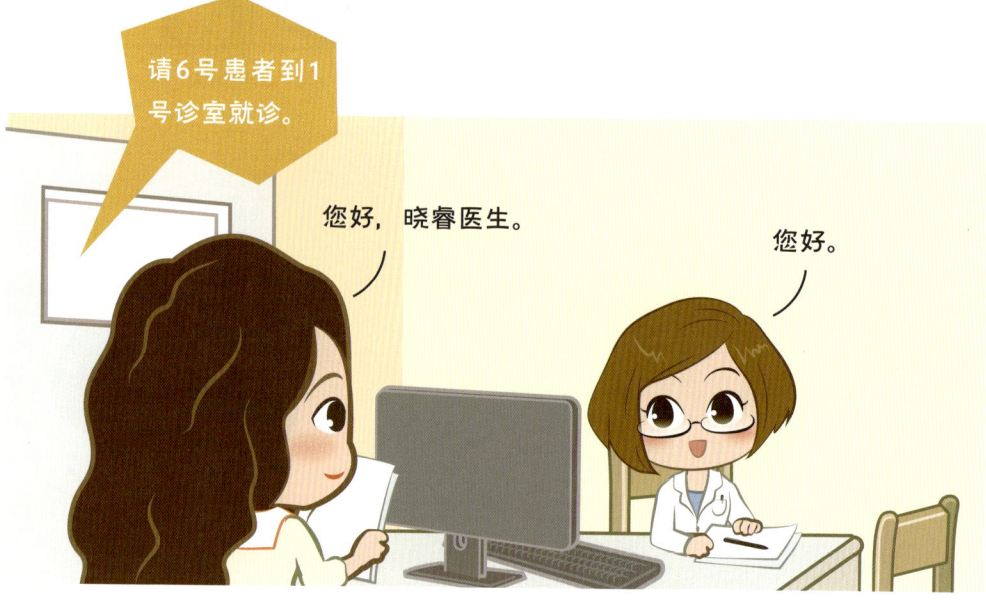

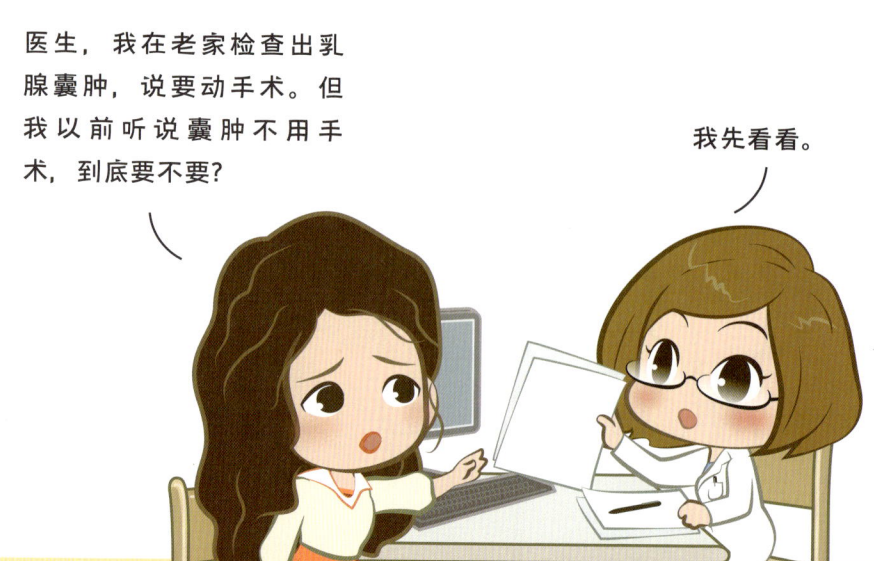

您了解什么是乳腺囊肿吗?

其实,我也不是很清楚,所以慕名来找您看看……

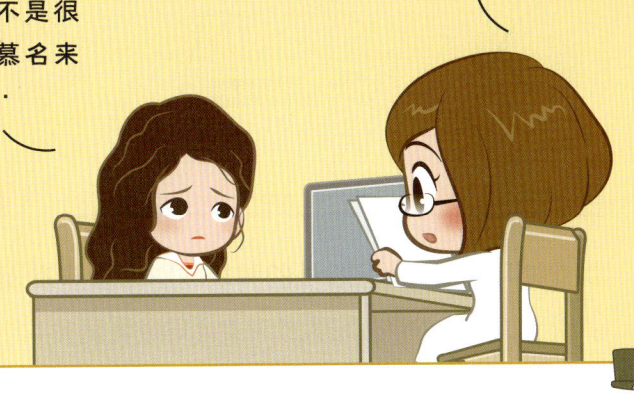

▶ 乳腺囊肿其实起源于乳腺终末导管小叶单位(TDLU)。

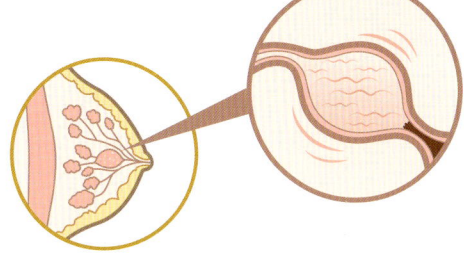

▶ 上皮细胞顶浆的过多分泌,导致TDLU进一步扩张形成囊肿,类似于导管局部的膨胀。

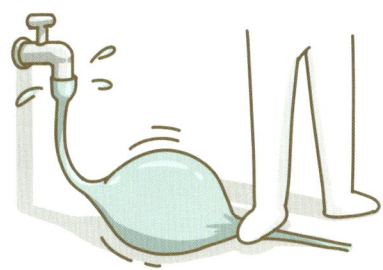

乳腺囊肿受雌激素影响,因此一般发生于绝经前与围绝经期女性。很少发生于绝经后女性,除非采用了激素替代疗法。

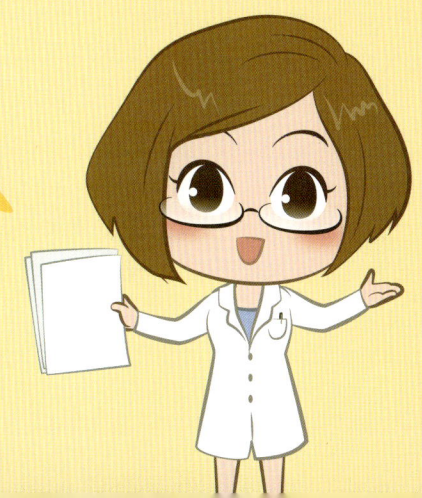

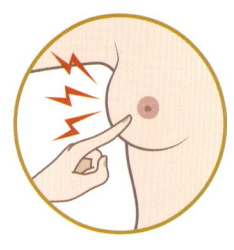 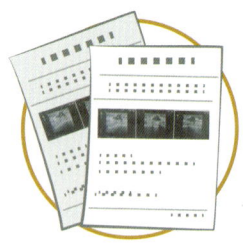 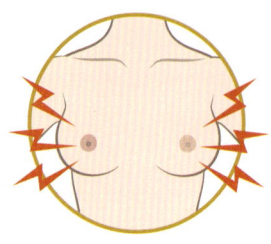

乳腺囊肿可以表现为**可触及的肿块**或**影像检查发现的小囊肿**，囊肿的迅速增大或感染会导致**乳房疼痛**。

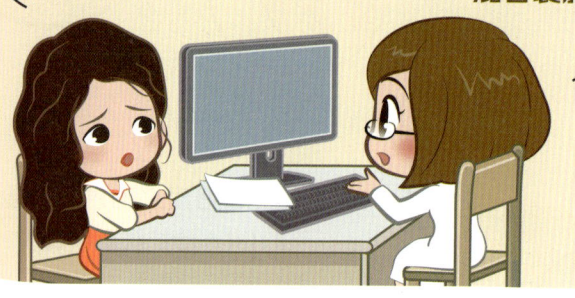

那我要做手术吗？

一般不用，但要看具体情况。囊肿也分几种情况：**单纯囊肿、复杂囊肿、混合囊肿**。

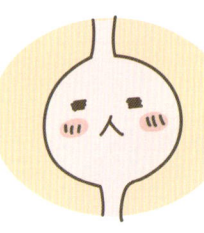

单纯囊肿

单纯囊肿摸起来像是纤维腺瘤，超声表现为边界清楚，内部呈无回声。

还有一些簇状的囊肿或有分隔的囊肿，都可以算是单纯囊肿大家族中的一员。

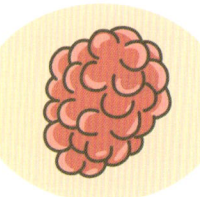

▶ 如果单纯囊肿无症状，可随访观察。

▶ 如果囊肿疼痛，可以在B超引导下进行**细针穿刺术（FNA）**，取囊液进行细胞学检查。

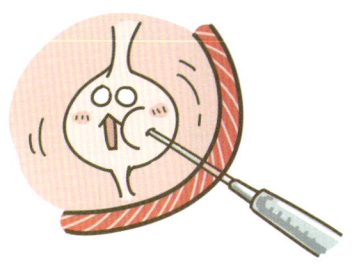

囊肿的液体可能是稀薄易吸出的或者浓厚黏稠的。颜色可能是黄色、棕色甚至黑色，需要注意的是**血性液体**（红色、褐色、咖啡色等）。

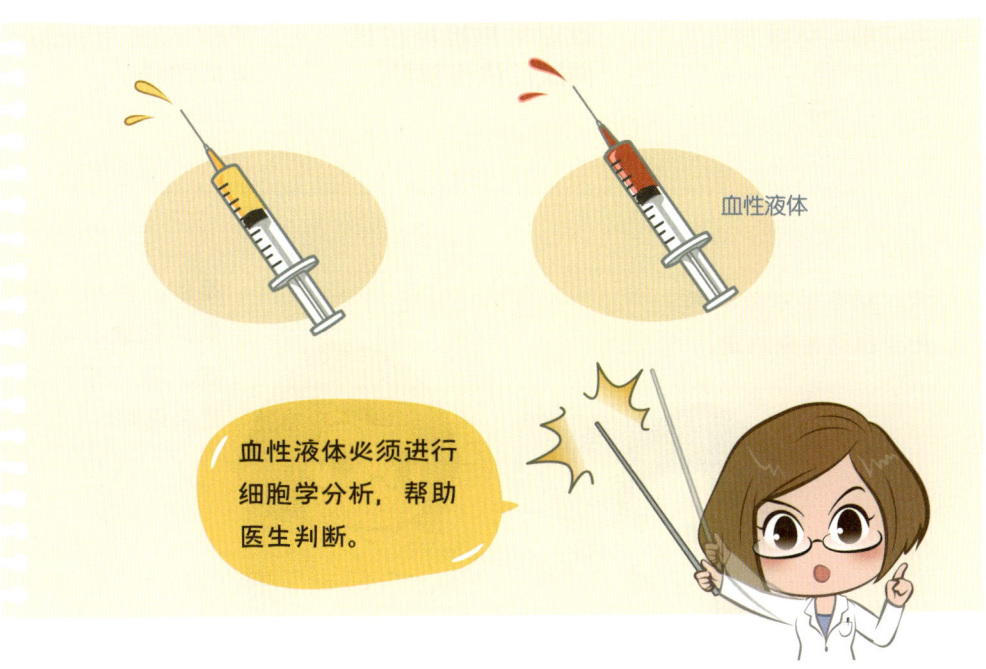

血性液体

血性液体必须进行细胞学分析，帮助医生判断。

如果刺穿后病灶并没有消失，则应该做**病理活检**。

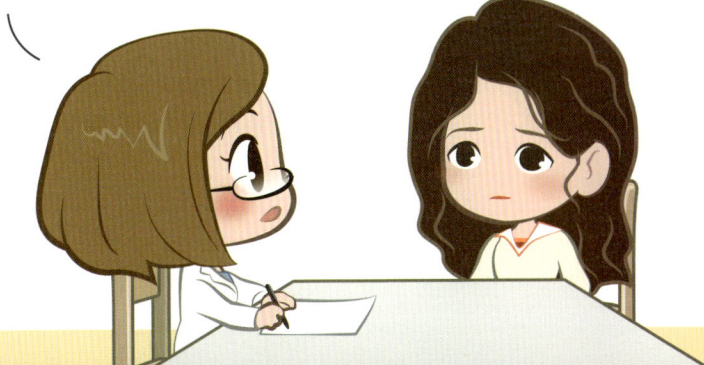

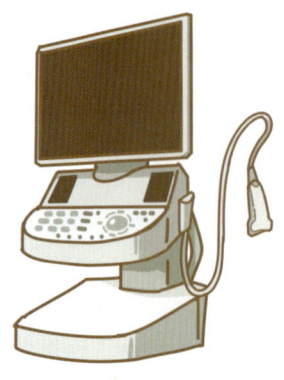 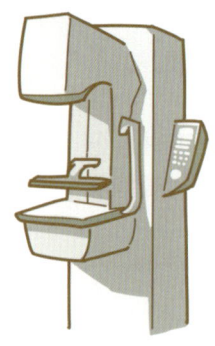 

▲ 穿刺后要**定期复查彩超**,如果复发,建议进行**第二次穿刺**。

▲ 如果囊肿复发多次(3次以上),**应通过钼靶和超声检查再次评估该部位**。

▲ 对于反复穿刺怀疑有病变的,或者不愿再穿刺的患者可以考虑**手术切除**。

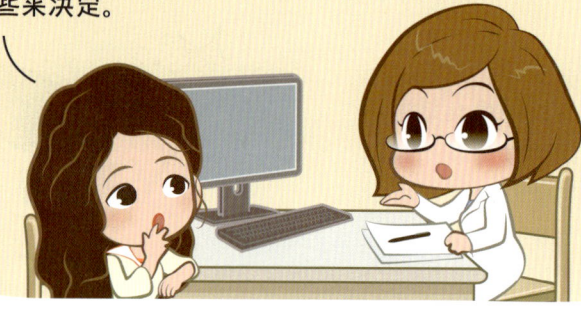

哦,原来做不做手术还要由这些来决定。

是的,而且这只是单纯囊肿的情况,接下来就是复杂囊肿。

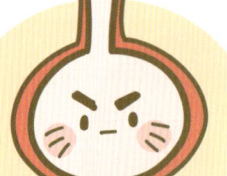

复杂囊肿

复杂囊肿是指回声低但无实性占位的厚壁囊肿或稠液囊肿。需要与脓肿、血肿以及脂肪坏死等进行鉴别。

- 复杂囊肿中恶性病变很罕见（发生率约为0.4%），但仍应该进行**穿刺确诊及临床随访**，以观察其是否有进展。

- 随访包括**临床检查、超声与钼靶检查**，每6个月进行1次随访。

- 如果病灶增大、影像学特征出现改变或不能确定是否有实体性病灶时，应考虑在影像引导下进行**细针穿刺或活检**。

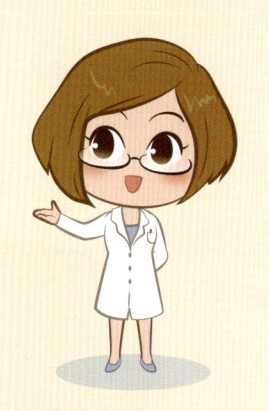

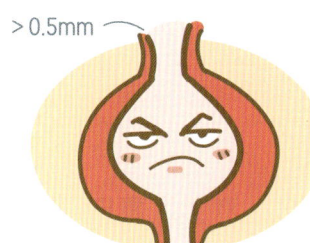

混合囊肿

混合囊肿包括囊壁超过0.5mm以及囊内含有液体与实体的囊肿。超声同时具有无回声与低回声改变。

混合囊肿中恶性病变的发生率为**20%～43%**，所以应该进行活检。

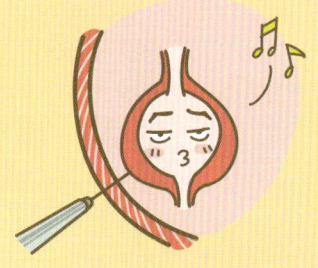

如果不能确定肿块是囊性还是小的实性肿物，应在影像引导下进行**细针穿刺**。

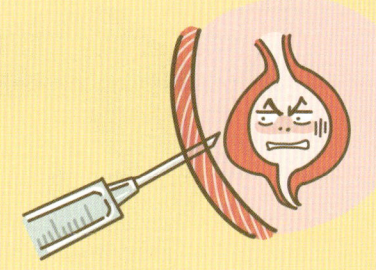

如果没有抽出液体，应考虑在影像引导下进行**粗针穿刺活检**。

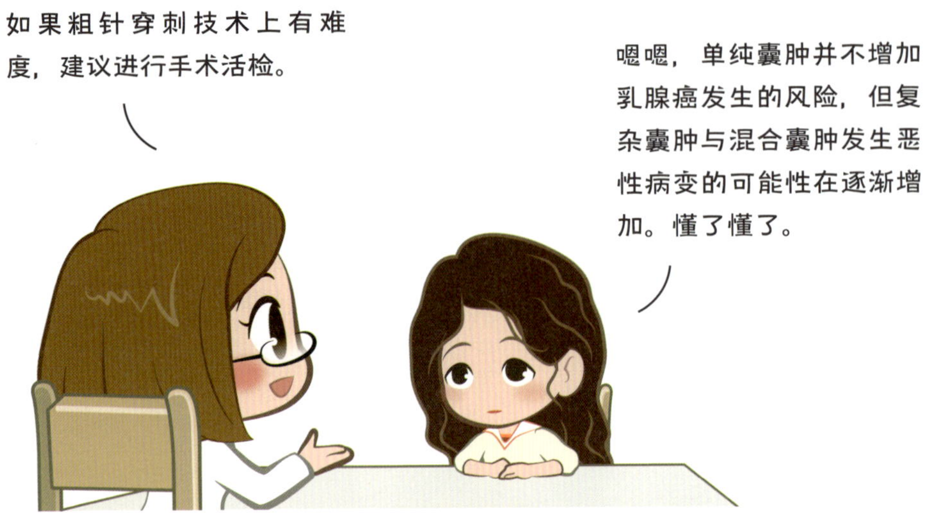

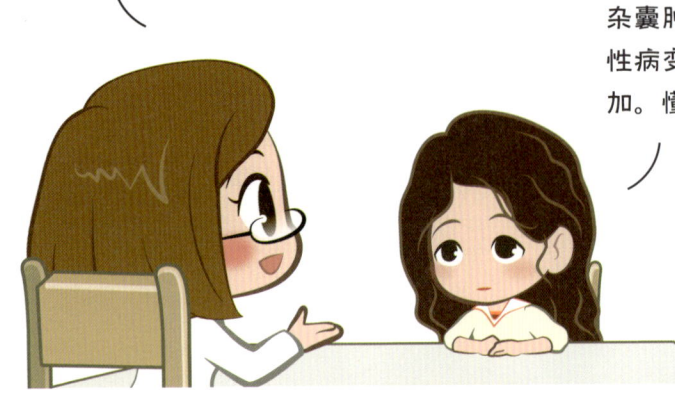

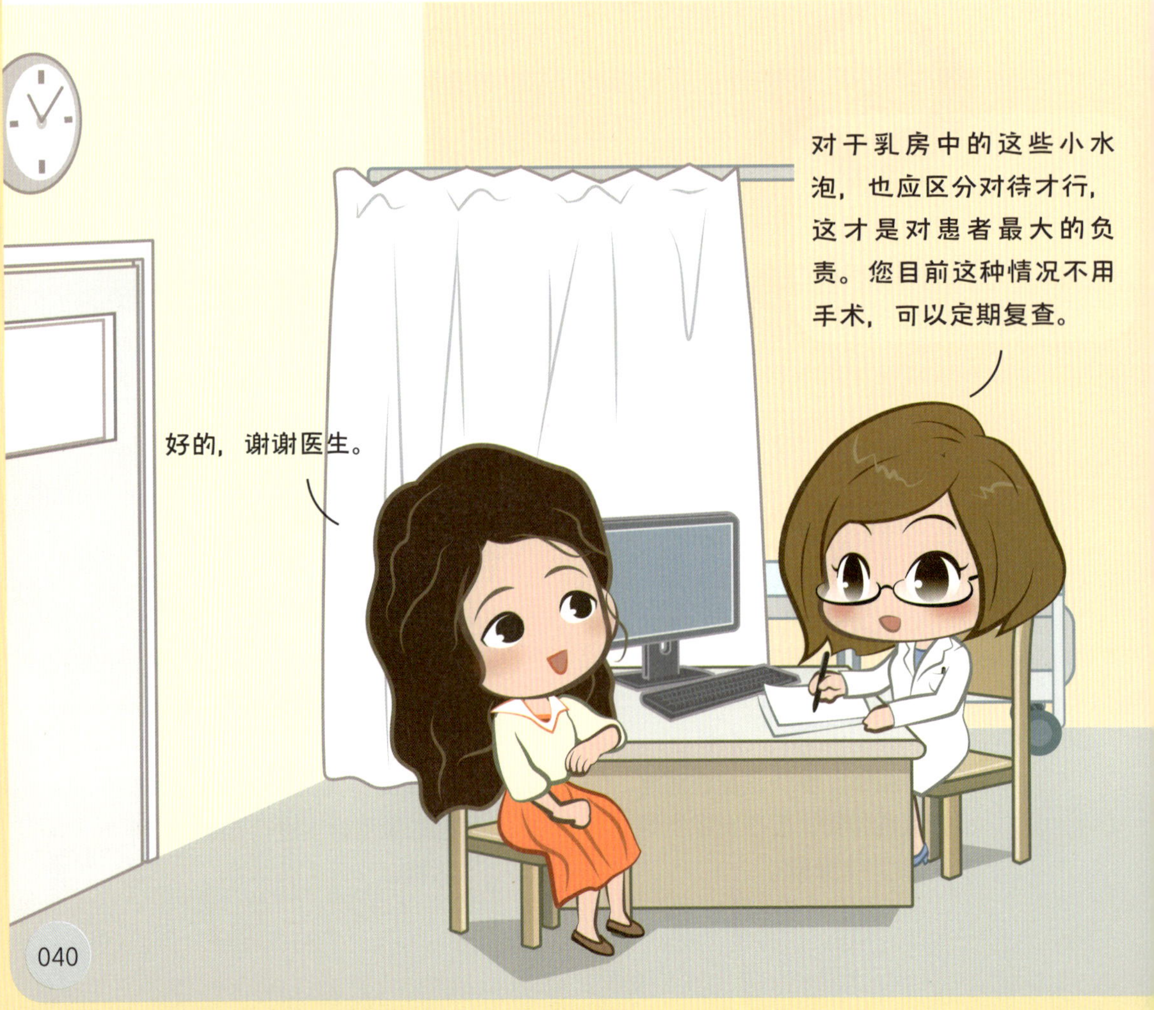

乳房也有陨石坑——乳头内陷

晓睿医生的诊室外，一位羞涩的年轻女孩正在等待就诊……

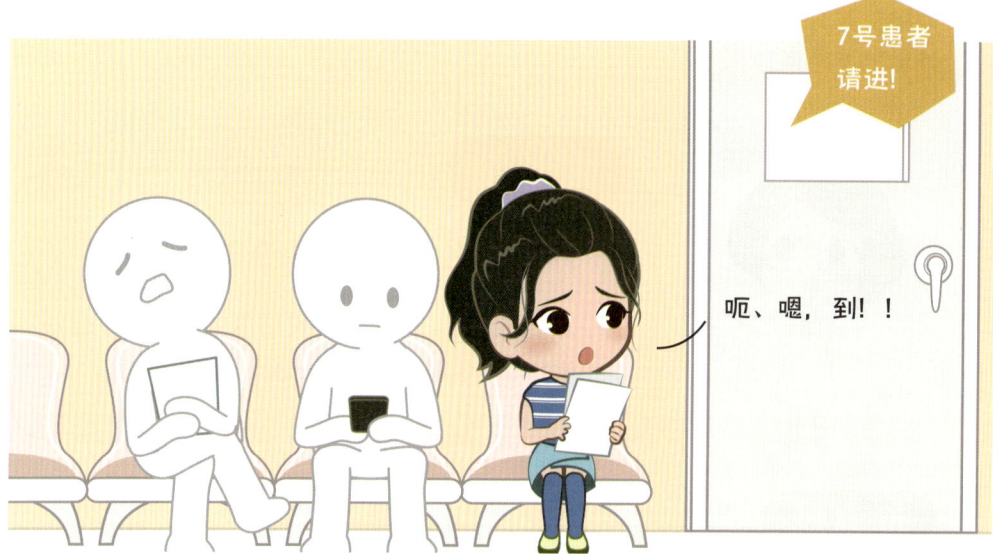

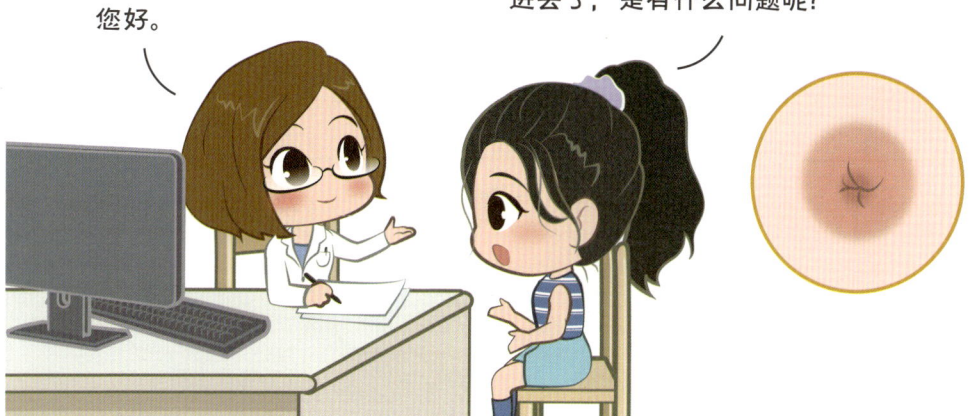

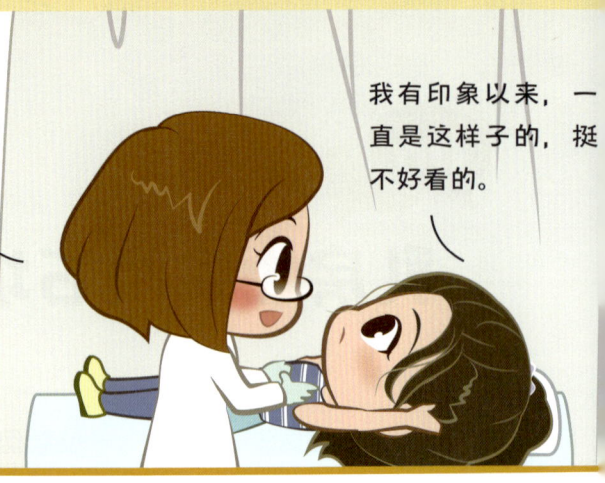

让我看看……乳头凹进去是从青春期开始发育就有，还是最近才这样呢？

我有印象以来，一直是这样子的，挺不好看的。

这种情况又叫乳头内陷，可分为先天性和继发性两种。

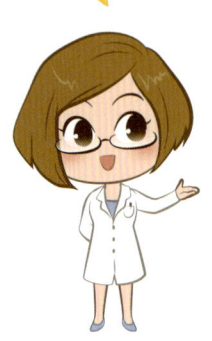

先天性

▶ **判断标准**：以前有，现在有！

▶ **可能原因**：乳头的发育障碍使乳头下支撑组织缺乏，乳腺导管及其周围纤维组织减少。

继发性

▶ **判断标准**：以前没有，现在有！

▶ **可能原因**：炎症感染、乳腺癌、既往乳房手术后瘢痕收缩等。

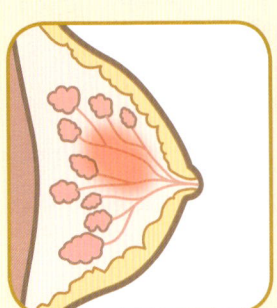

乳腺炎

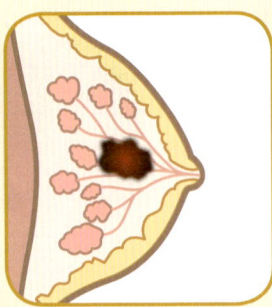

乳腺癌

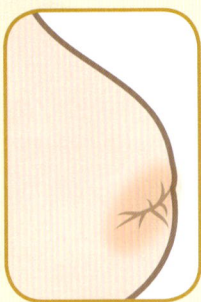

瘢痕收缩

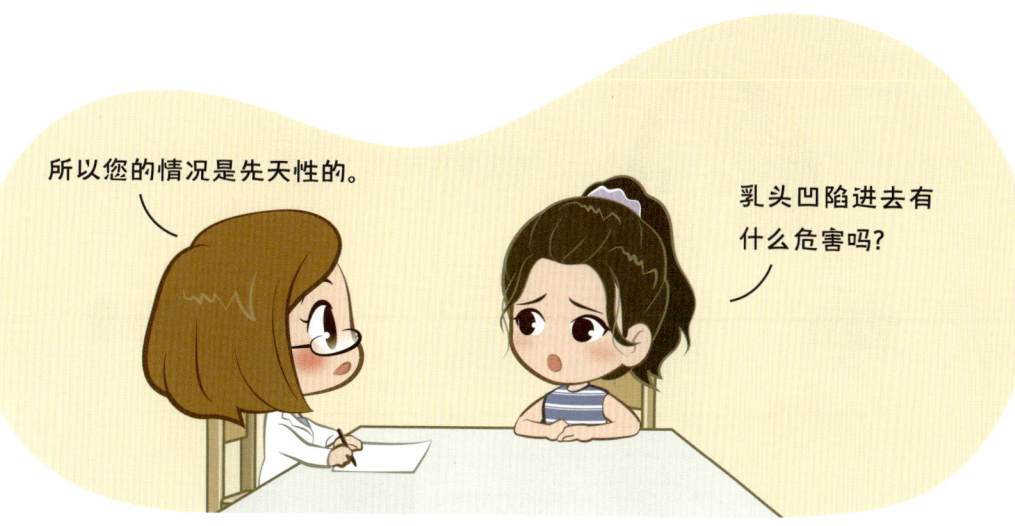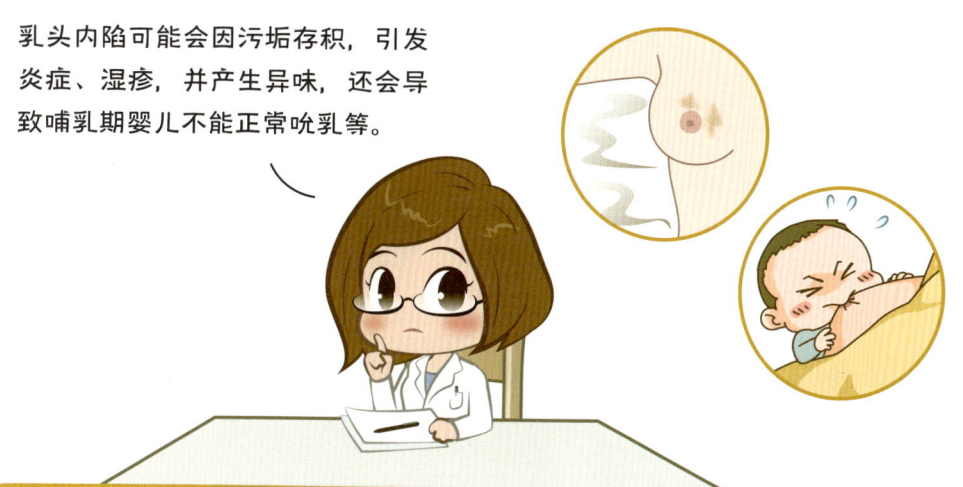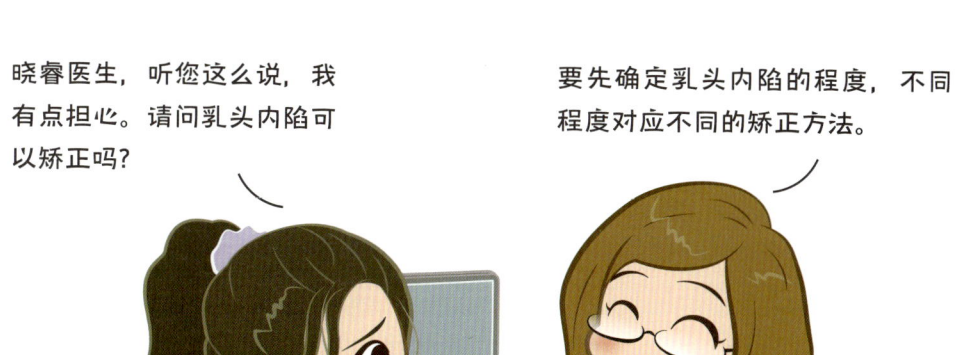

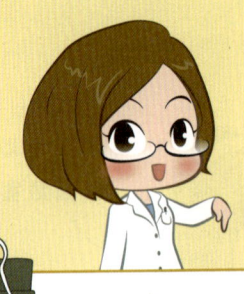

乳头内陷程度具体是这样划分的：

正常

45°视觉

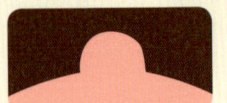
水平视觉

Ⅰ度

部分乳头内陷，乳头颈还在，轻轻一挤就能出来，挤出后乳头大小与常人相似（有脖子）。

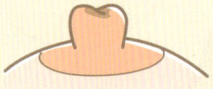
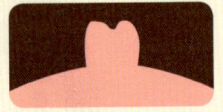

Ⅱ度

乳头全都凹进去了，但是也能拉出来，只是比正常要小点（短脖子）。

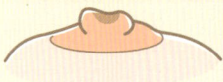
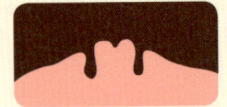

Ⅲ度

乳头埋进乳晕下了，牵拉也不出来（没脖子）。

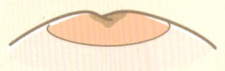
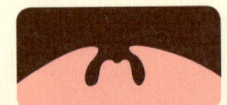

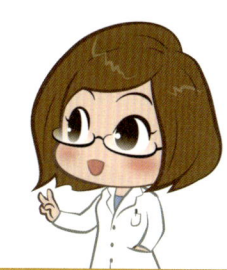

晓睿医生,那有什么方法可以矫正?

主要有手术和非手术两种方法,要考虑日后是否哺乳以及对外形的需求两个方面来选择。

非手术

- ▸ 适用于乳头轻度内陷者。
- ▸ 通过物理牵拉使乳头突出,如负压吸引。

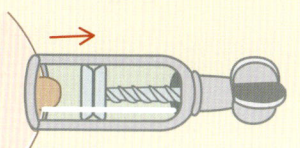
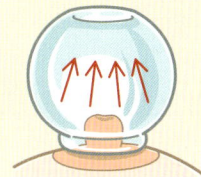

手术

- ▸ **保留乳腺导管的手术。**
  适用于将来考虑哺乳的女性。

- ▸ **乳腺导管切断手术。**
  适用于已经生育,将来不考虑哺乳的女性,或局部炎症反复发作、瘢痕牵拉、严重凹陷或畸形的患者。

手术治疗适用于Ⅱ~Ⅲ度乳头内陷。

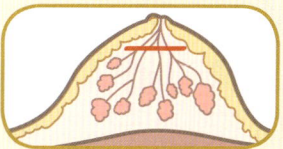

完全切断乳房导管

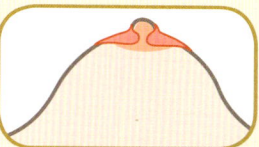

用皮瓣填充组织缺损

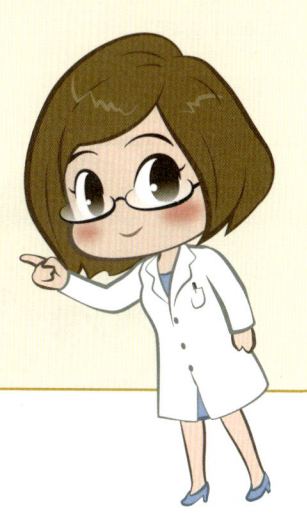

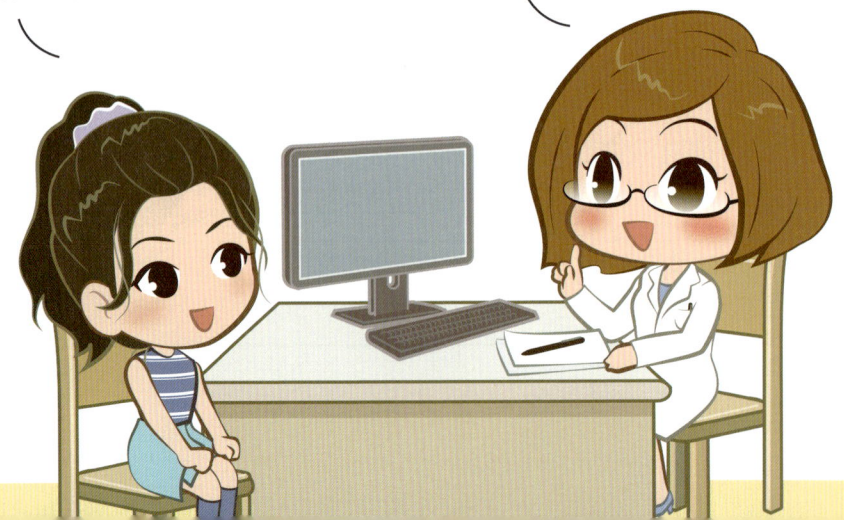

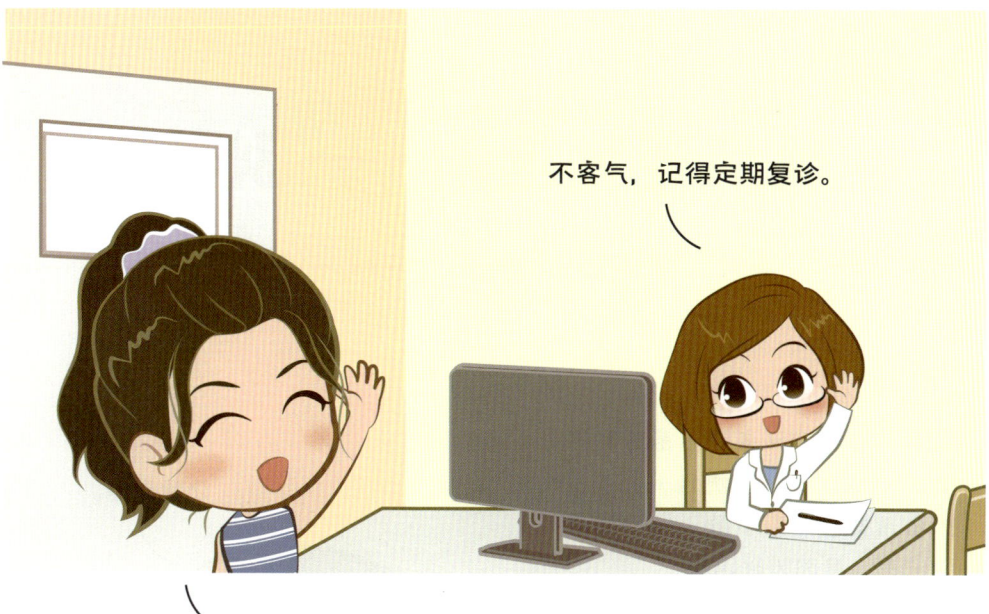

乳房还分正副——副乳

过了没多久,那位羞涩的女孩又来了,但是这次她看的不是乳头内陷……

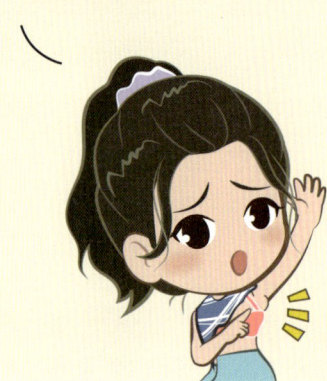

晓睿医生,我又来了,最近夏天到了,有件事很困扰我……我发现穿吊带衣服腋下的一团肉总是很明显,是因为胖吗?

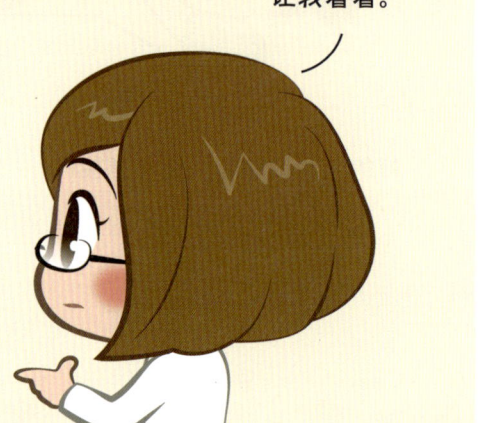

让我看看。

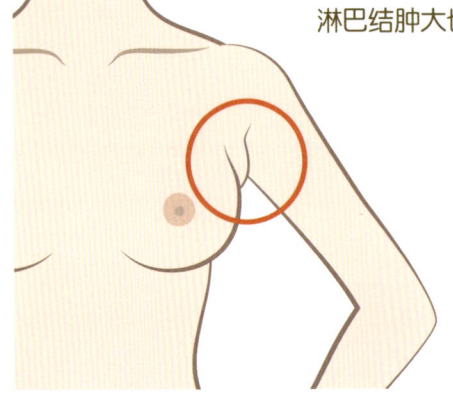

腋下有块"肉"很有可能是副乳,又称副乳房。但是肥胖、淋巴结肿大也可能造成这种情况。

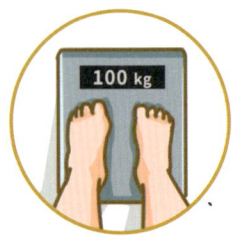

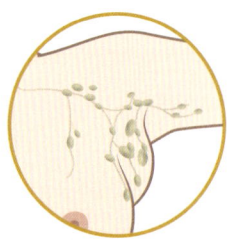

那怎么判断呢? 可以查体结合彩超检查。

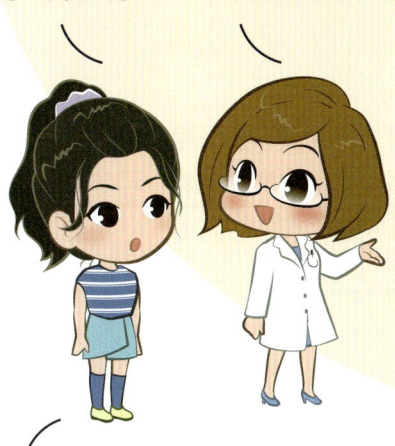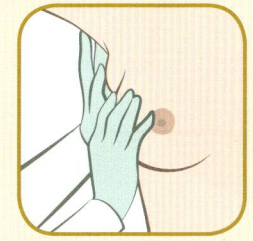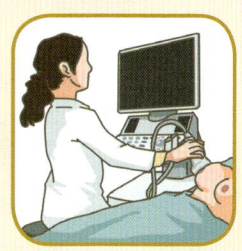

医生,我上个月刚好做了彩超,您帮我看看。

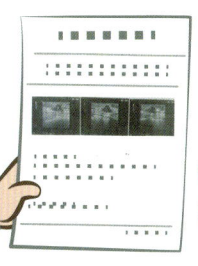

您的彩超提示双腋下有腺体声像,可以确定是副乳。

啊,我之前都没有留意这个问题!

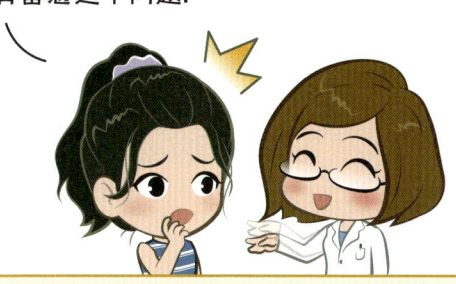

别着急,我来给您讲讲副乳到底是什么。

副乳的形成在胚胎发育期间就有了,您看其他哺乳动物还是有多对乳房的。

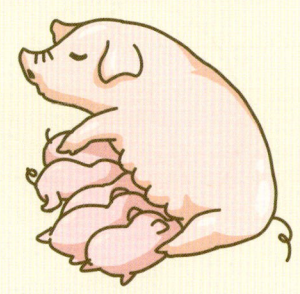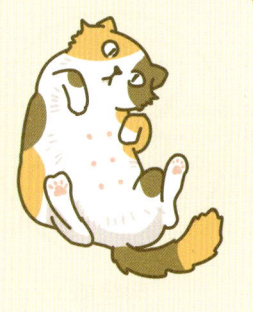

乳腺-1
乳腺-1
乳腺-1

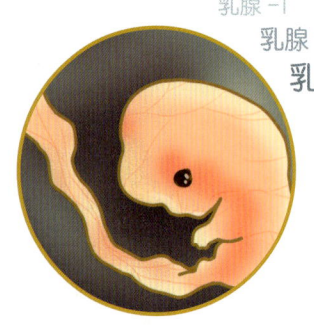

由于人类进化不需要许多乳腺了,所以胸前仅保留一对乳腺继续发育,其余的一般在胚胎期后逐渐消退。

胚胎期

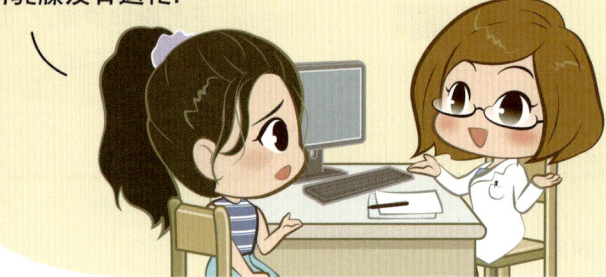

那副乳就是因为这对"多余"的乳腺没有退化?

是的,这对退化不全的乳腺,在青春期、妊娠期、哺乳期会特别明显。

副乳在青春期前处于相对静止状态。随着内分泌激素的影响,以下时期会出现**局部增大、肿胀和疼痛**。

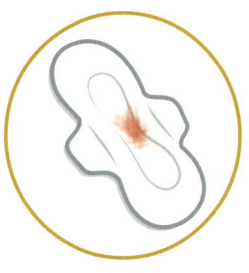

月经期

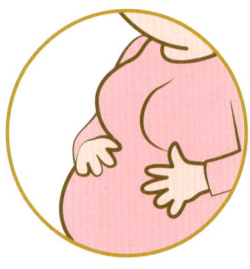

妊娠期

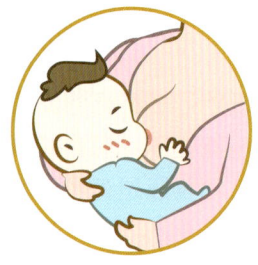

哺乳期

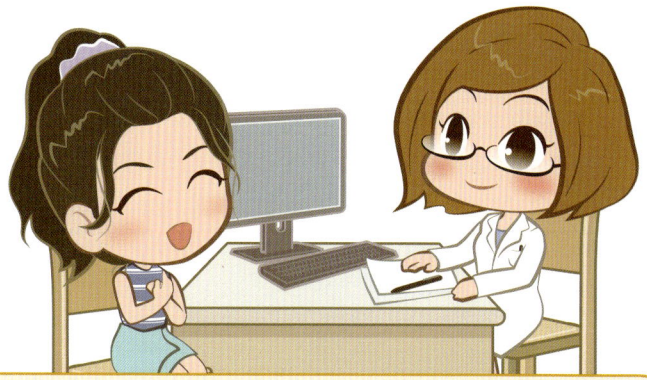

不会一直长大那我就放心些了。

其实啊,副乳可发生在"乳线"上的任何部位,甚至前胸壁、腹壁,但大部分都在腋窝处。

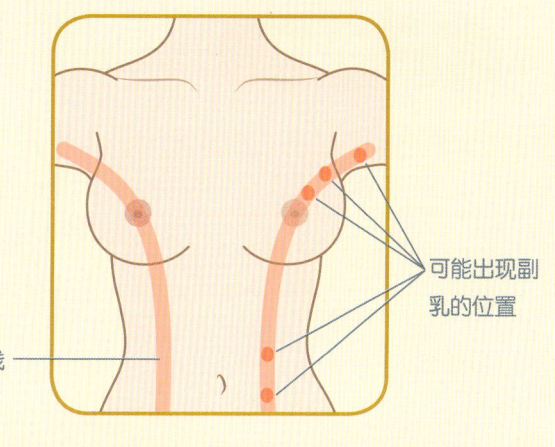

乳线

可能出现副乳的位置

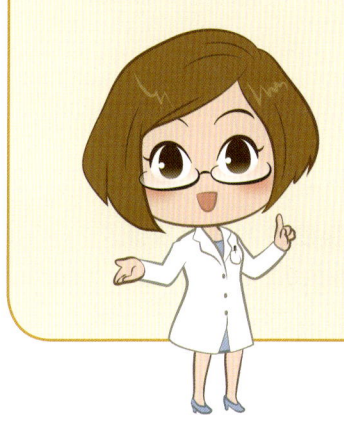

副乳又分为完整副乳和不完整副乳。

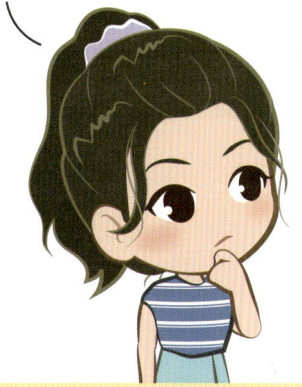

哦?有什么不同?

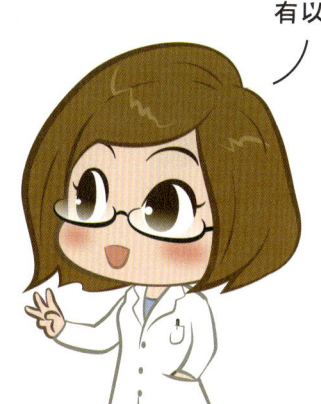

有以下3种情况:

完整副乳 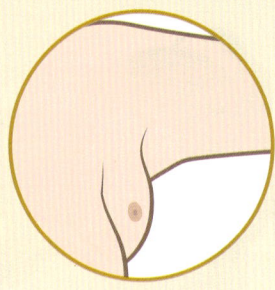 既有乳腺组织又有乳头。

不完整副乳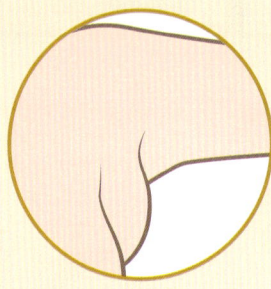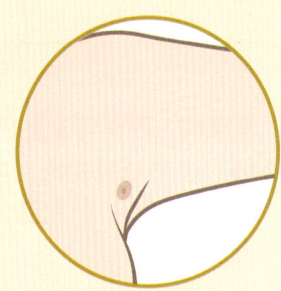

有乳腺组织无乳头。　　有乳头无乳腺组织。

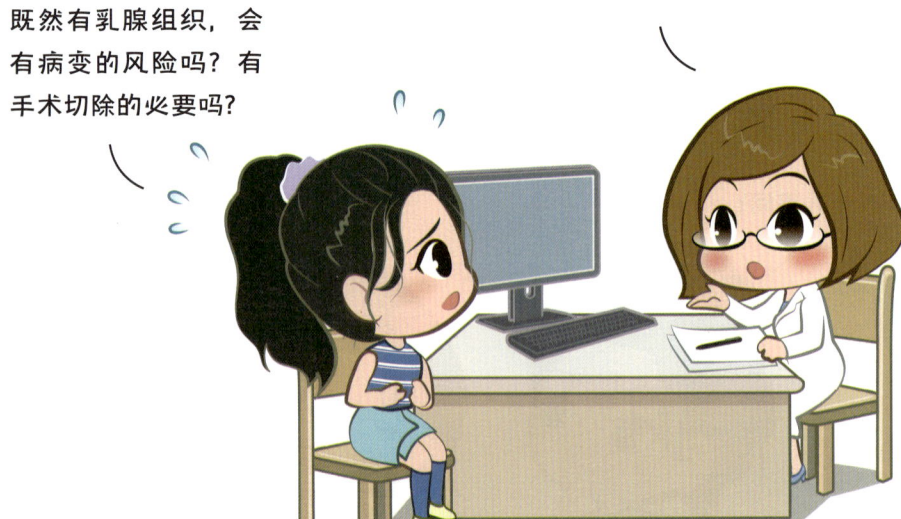

既然有乳腺组织，会有病变的风险吗？有手术切除的必要吗？

文献报道副乳腺癌的发病率较低，约占全部乳腺癌的0.2%～0.6%。

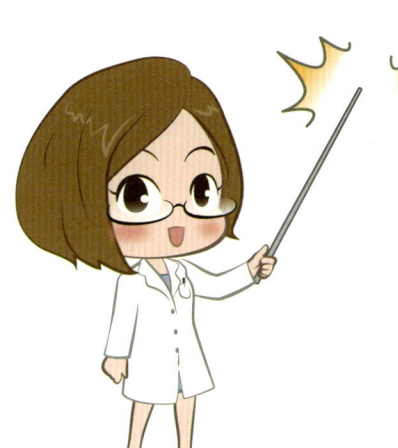
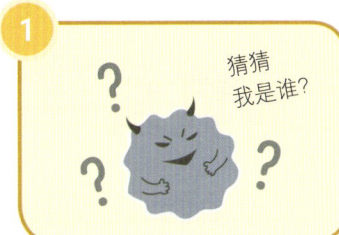
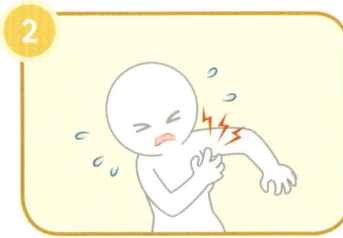
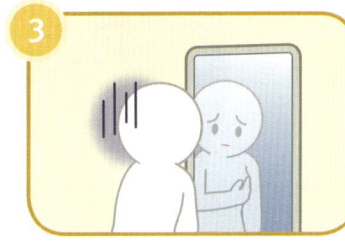
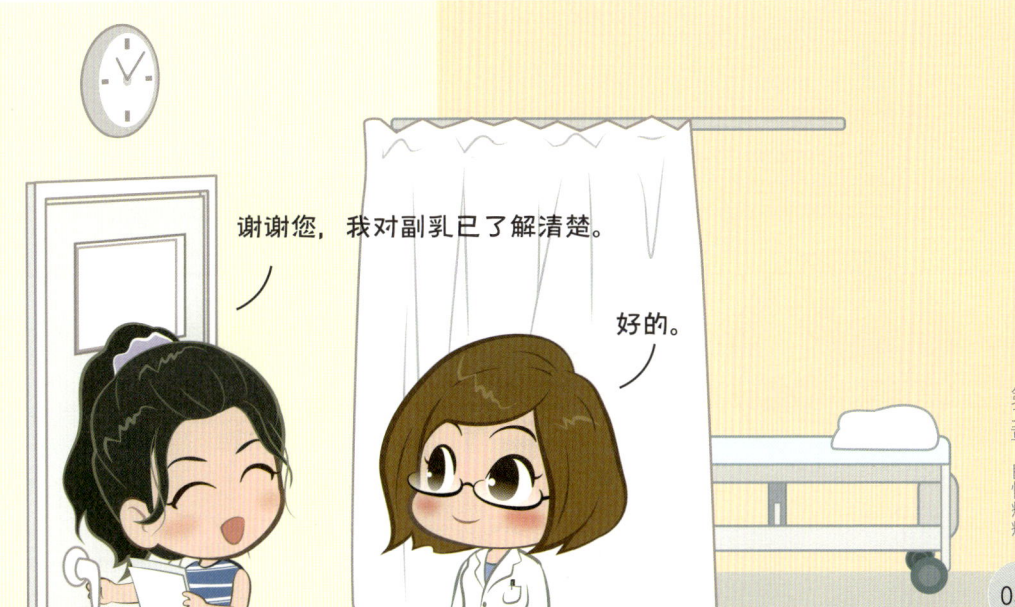

哭泣的乳房——乳头溢液

这天,晓睿医生接诊了一位30来岁的女士……

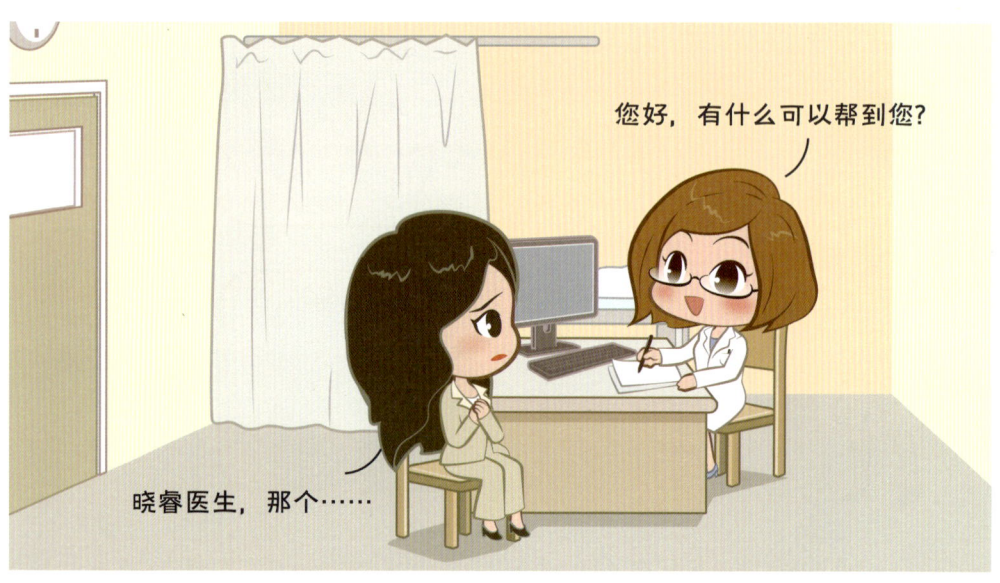

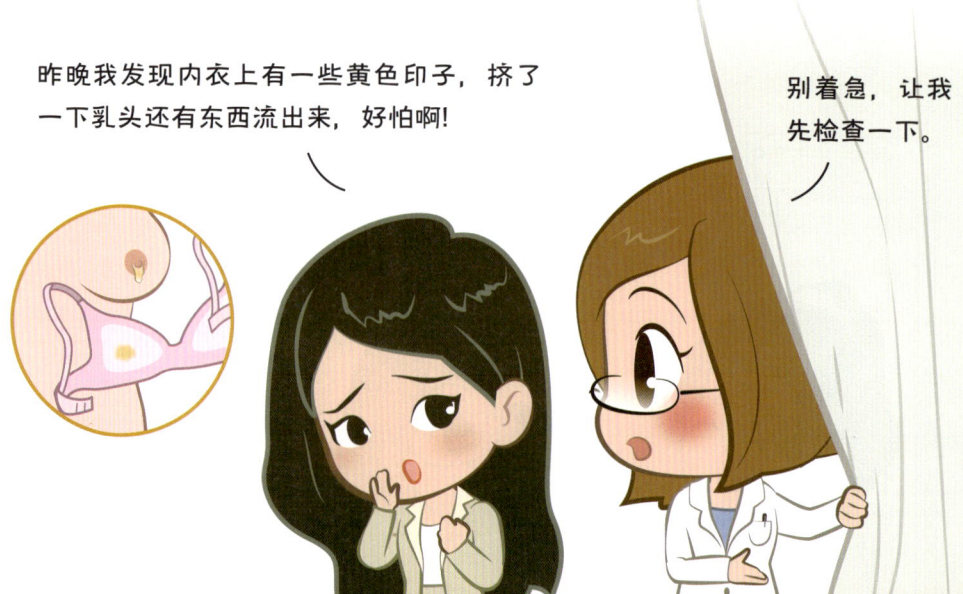

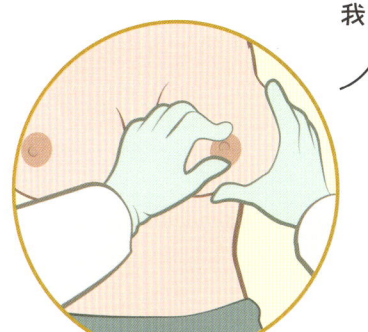
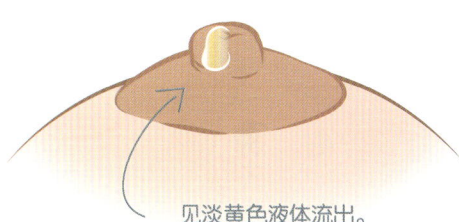

我挤一下您的乳头，请放松。

见淡黄色液体流出。

这个情况是**乳头溢液**，需要区分"真"或"假"。

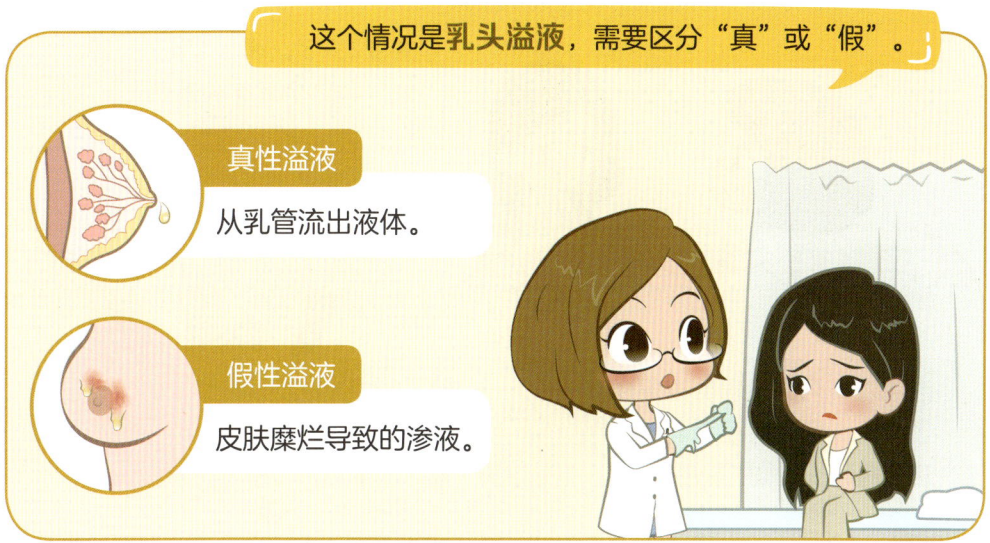

真性溢液
从乳管流出液体。

假性溢液
皮肤糜烂导致的渗液。

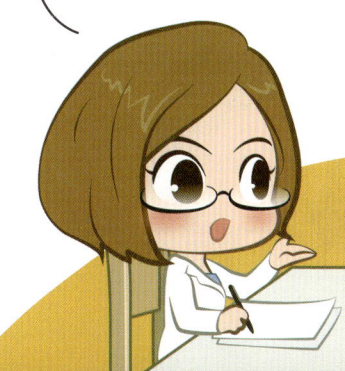

您的乳头没有破损，刚才挤压乳头时有黄色液体流出来，属于真性溢液。

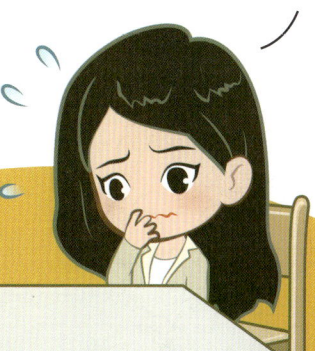

啊！那我的病情是不是很严重啊？

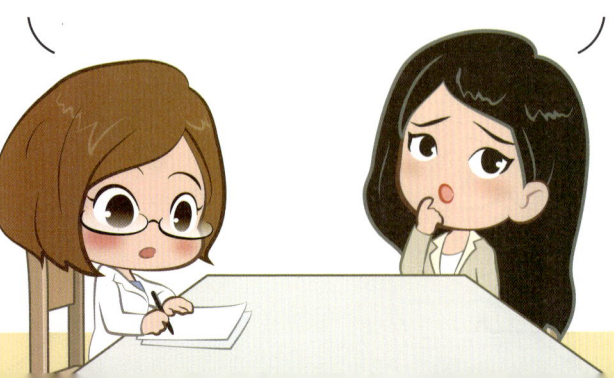

非乳腺疾病引起的溢液

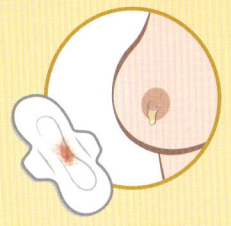 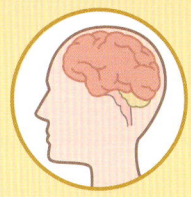 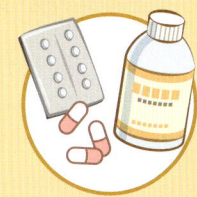

① 闭经-溢乳综合征
月经量少，又有溢液。

② 和内分泌有关
比如垂体微腺瘤。

③ 服用其他药物
比如避孕药、抗抑郁药。

> 这些我都没有。噢，原来溢液不只是乳腺疾病。

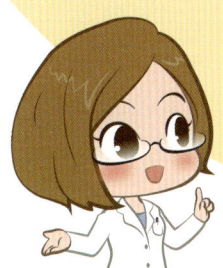 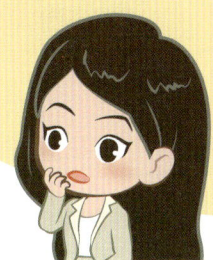

▲ 乳腺增生疾病　　▲ 乳腺导管扩张症

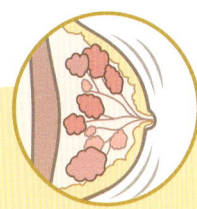 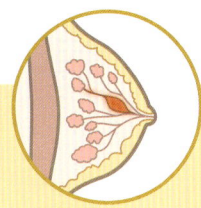

▲ 乳腺导管炎　　▲ 乳腺导管内乳头状瘤

> 排除了一些乳房外部的因素后，这些是会引起乳头溢液的乳腺疾病：

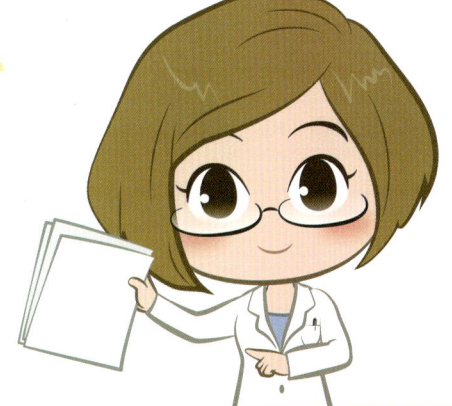

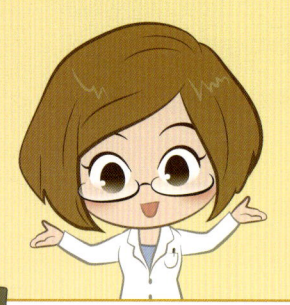

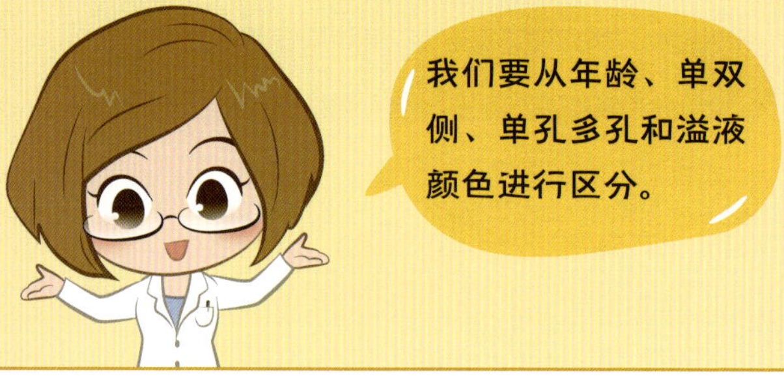

我们要从年龄、单双侧、单孔多孔和溢液颜色进行区分。

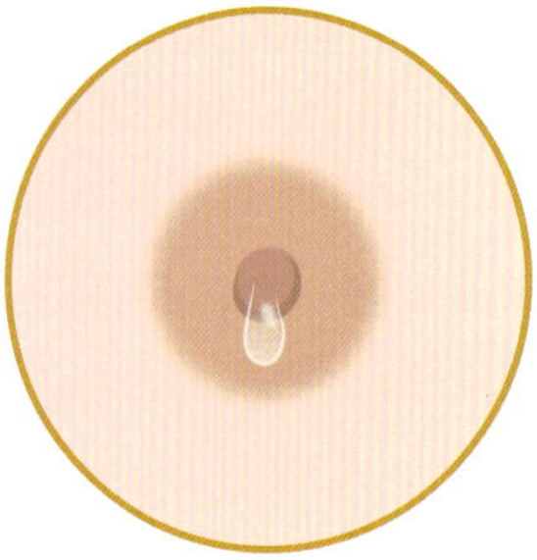

▲
清水样溢液

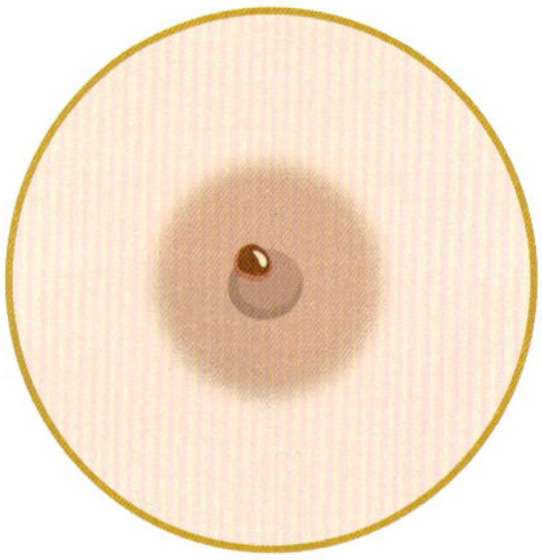

▲
咖啡色溢液

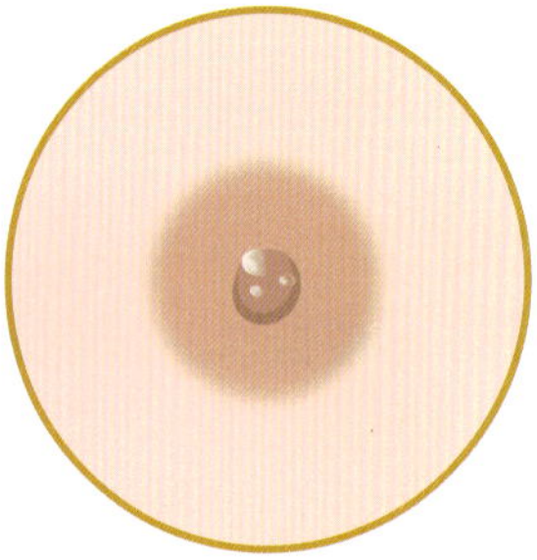

▲
多孔溢液

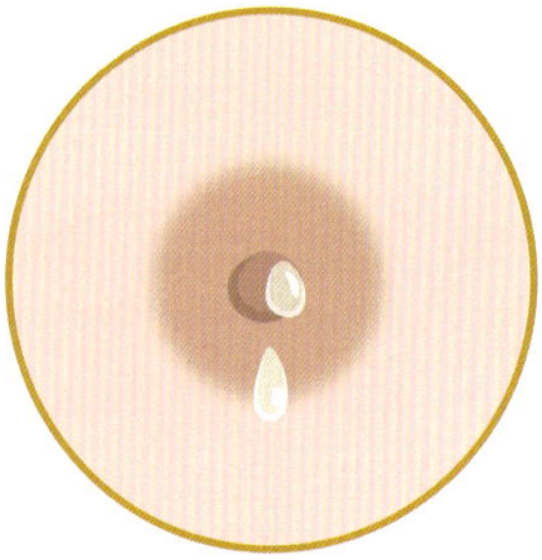

▲
白色乳汁样溢液

良性病变	年轻	双侧、单孔或多孔	清水样溢液、白色乳汁样溢液
良性肿瘤	偏年轻	单侧、单孔	黄色溢液
恶性病变	年长	单侧、多孔	红色、咖啡色溢液

哦！原来不是所有乳头溢液都是恶性的！

是的，目前认为80%~90%的乳头溢液都是良性病变引起的。

接下来需要做乳管镜检查……

乳管镜检查可以直接观察乳管情况，例如有没有炎症、有没有长瘤，乳管镜下看得一清二楚！

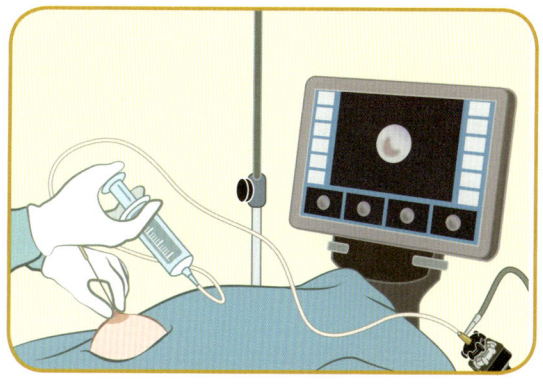

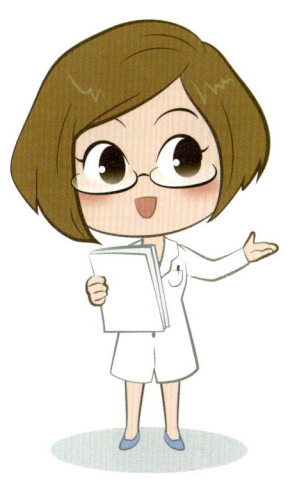

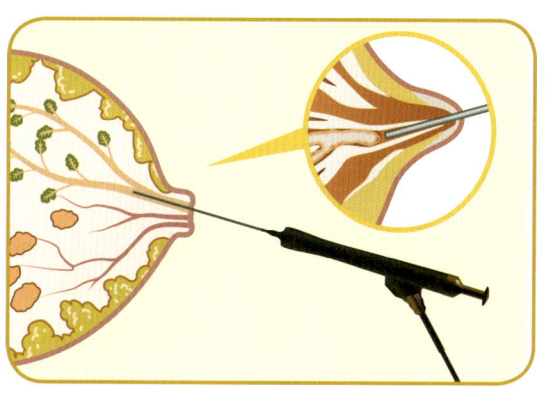

第二章 良性疾病

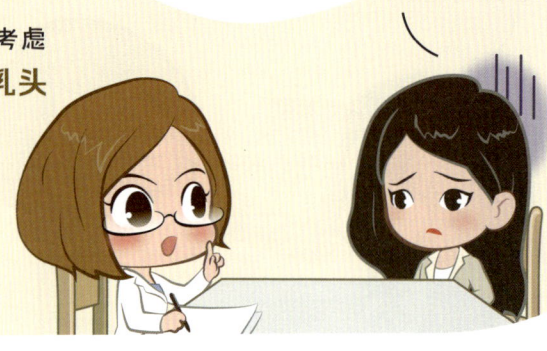

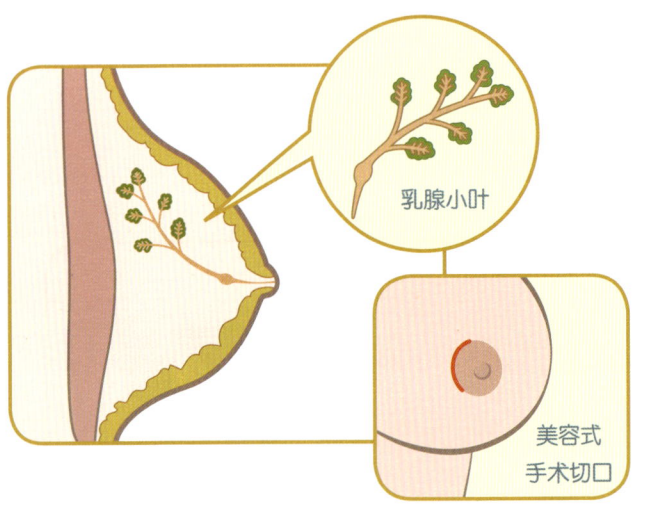

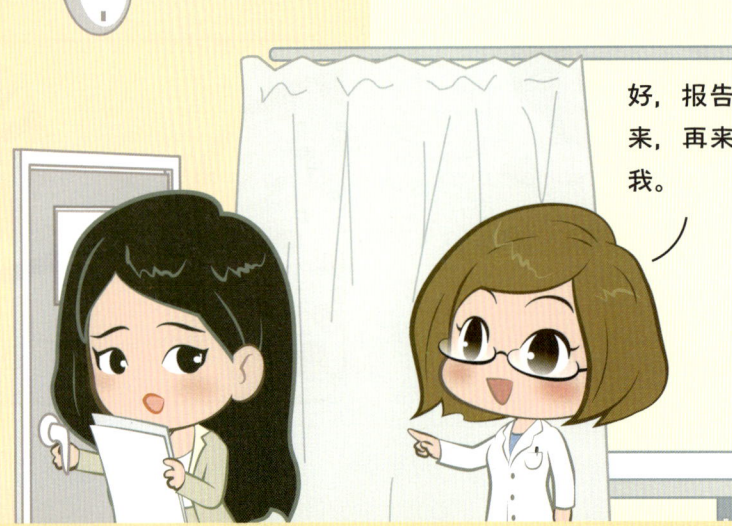

乳房的盐碱地——乳房钙化灶

这天,晓睿医生接诊了一位50岁左右的中年女士……

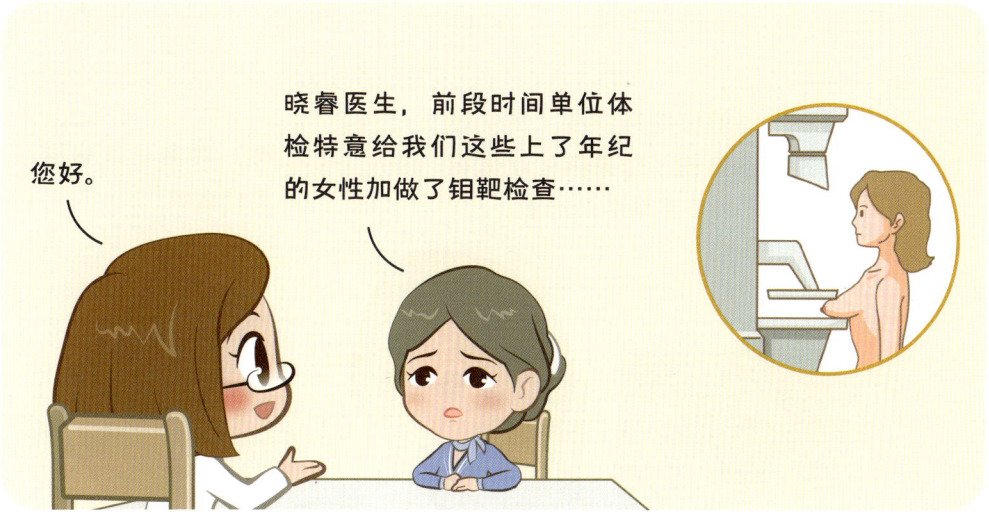

您好。

晓睿医生,前段时间单位体检特意给我们这些上了年纪的女性加做了钼靶检查……

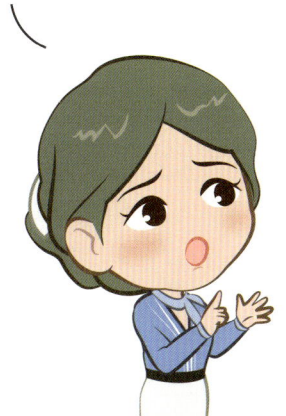

结果报告上说乳房有钙化灶,让我找专科医生看一下。

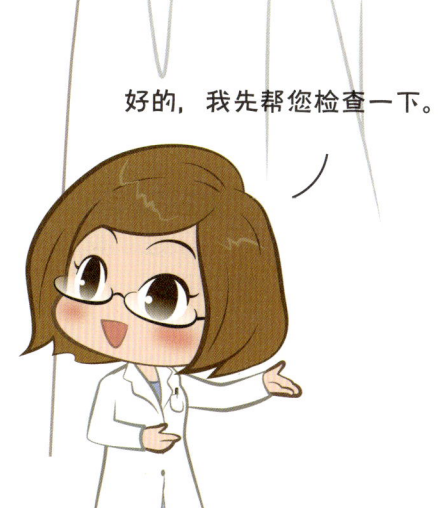

好的,我先帮您检查一下。

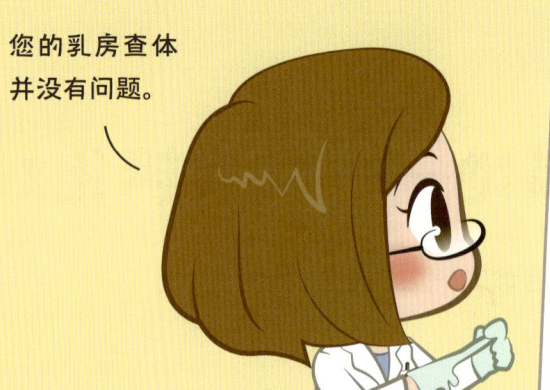
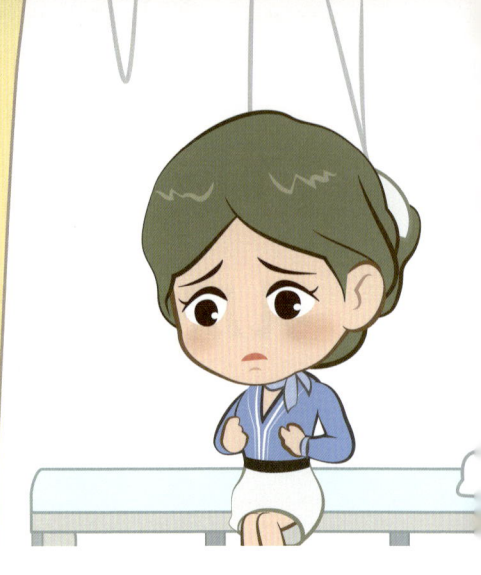

您的乳房查体并没有问题。

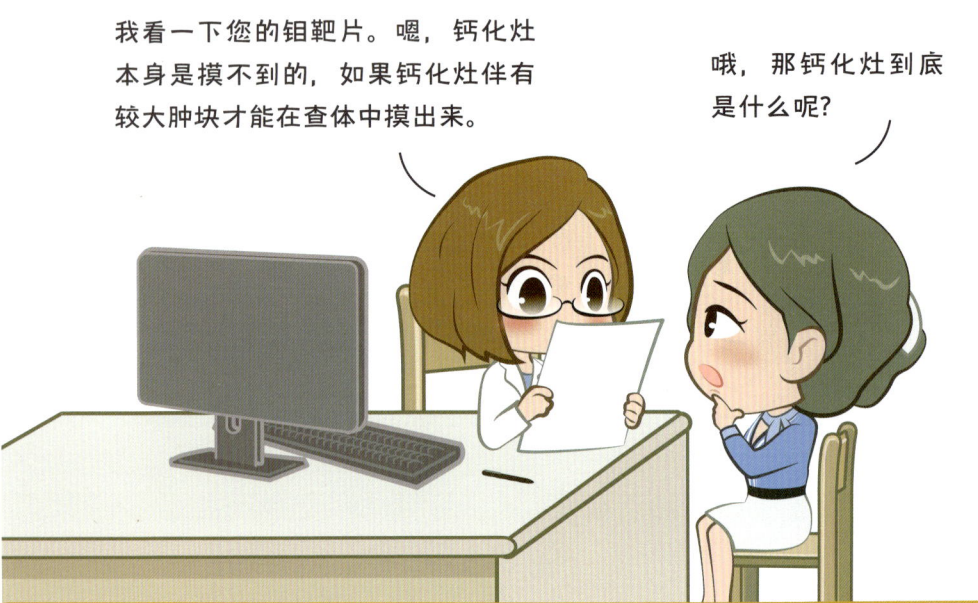

我看一下您的钼靶片。嗯,钙化灶本身是摸不到的,如果钙化灶伴有较大肿块才能在查体中摸出来。

哦,那钙化灶到底是什么呢?

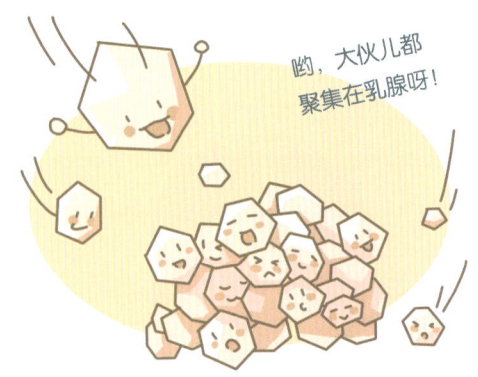

哟,大伙儿都聚集在乳腺呀!

乳腺钙化灶是由一些钙盐沉积于乳腺中形成的,并不是腺体自己长出来的"乳腺肿块"。

有人说钙化灶就是乳腺癌。

这种说法不对，钙化灶也分为良性钙化灶和恶性钙化灶。

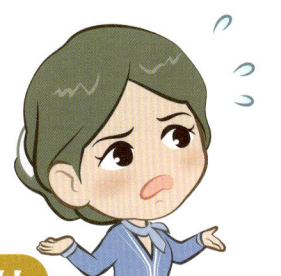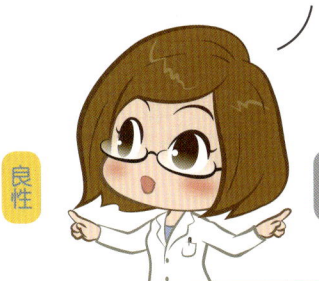

良性钙化灶

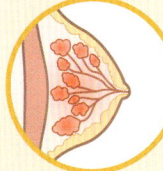 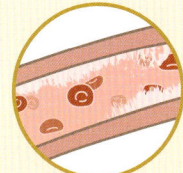 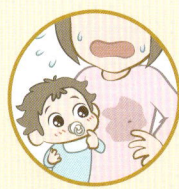 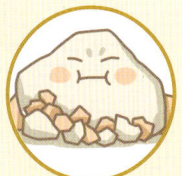

乳腺炎症的渗出物　　血管钙化　　乳汁淤积残留的沉积物　　纤维腺瘤中的粗大钙化灶

那恶性钙化灶呢？

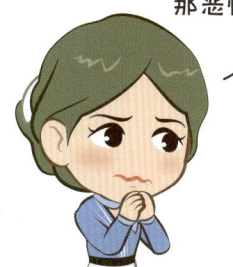 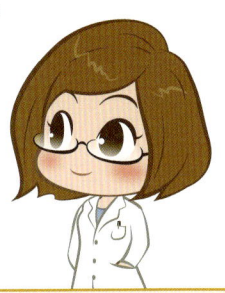

恶性钙化灶

恶性钙化灶就是恶性肿瘤细胞的坏死残骸或是肿瘤细胞分泌的一些钙盐。

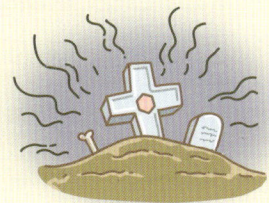 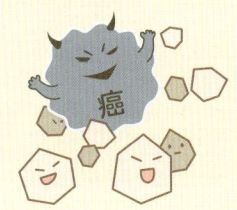

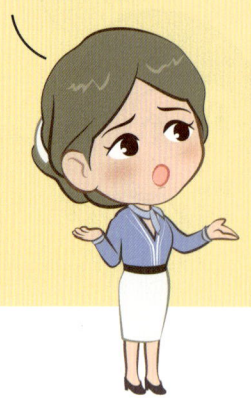

怎么判断钙化灶是良性还是恶性呢?

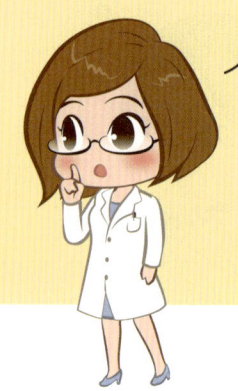

简单说在越小的范围内,钙化灶越密集,恶性的可能性就越大。一般可以根据钙化灶的大小、形态、分布来鉴别。

	良性钙化灶	恶性钙化灶
大小	粗大	细小
形态	点状	针尖样、泥沙样、不定形、短棒状
分布	散在、弥漫	聚集、簇状、节段

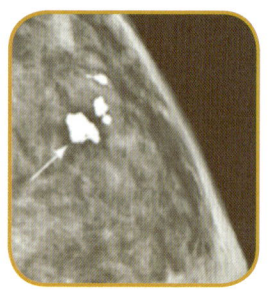

▲ 良性钙化灶

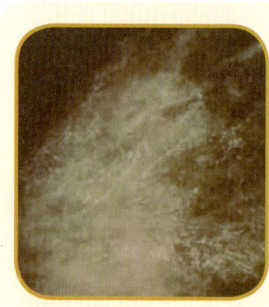 

▲ 恶性钙化灶

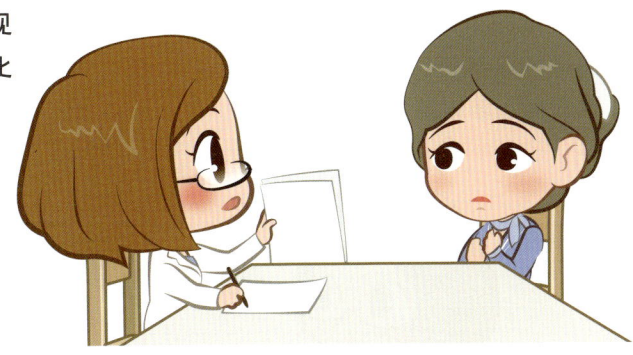

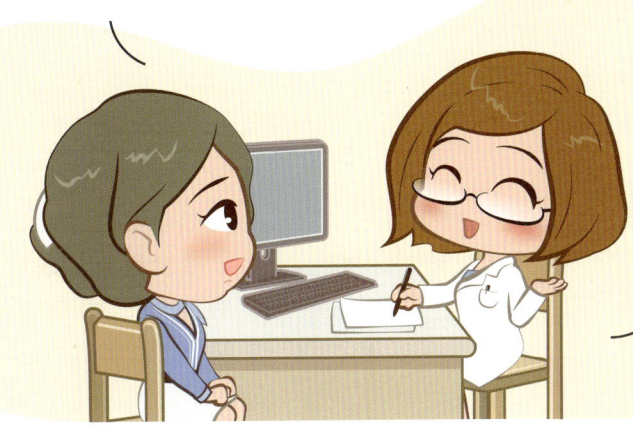

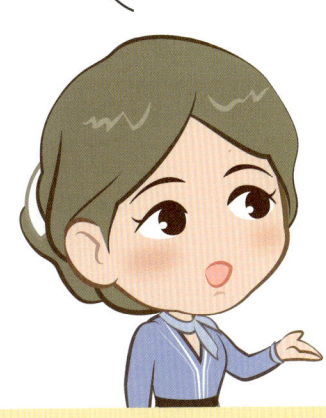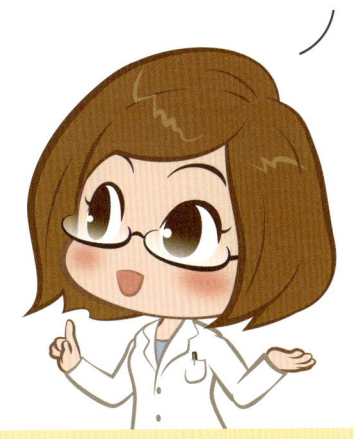

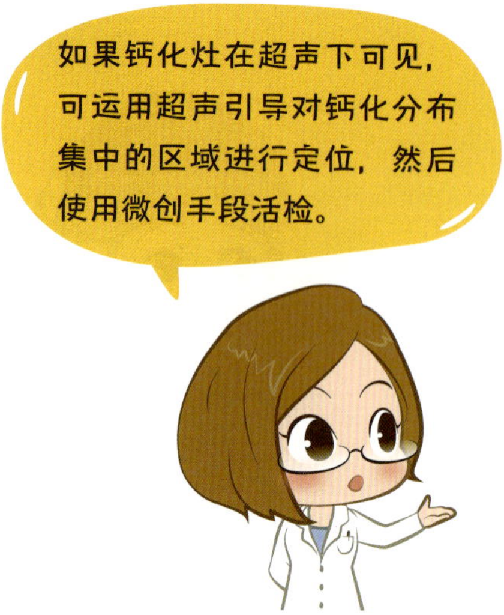

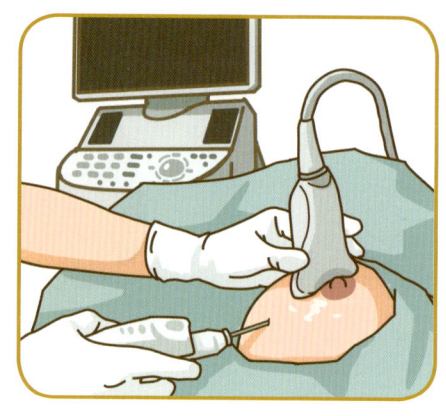

如果钙化灶在超声下可见，可运用超声引导对钙化分布集中的区域进行定位，然后使用微创手段活检。

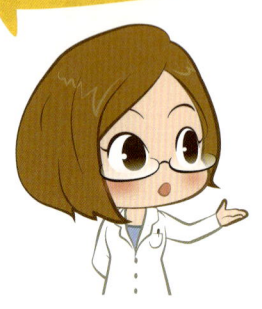

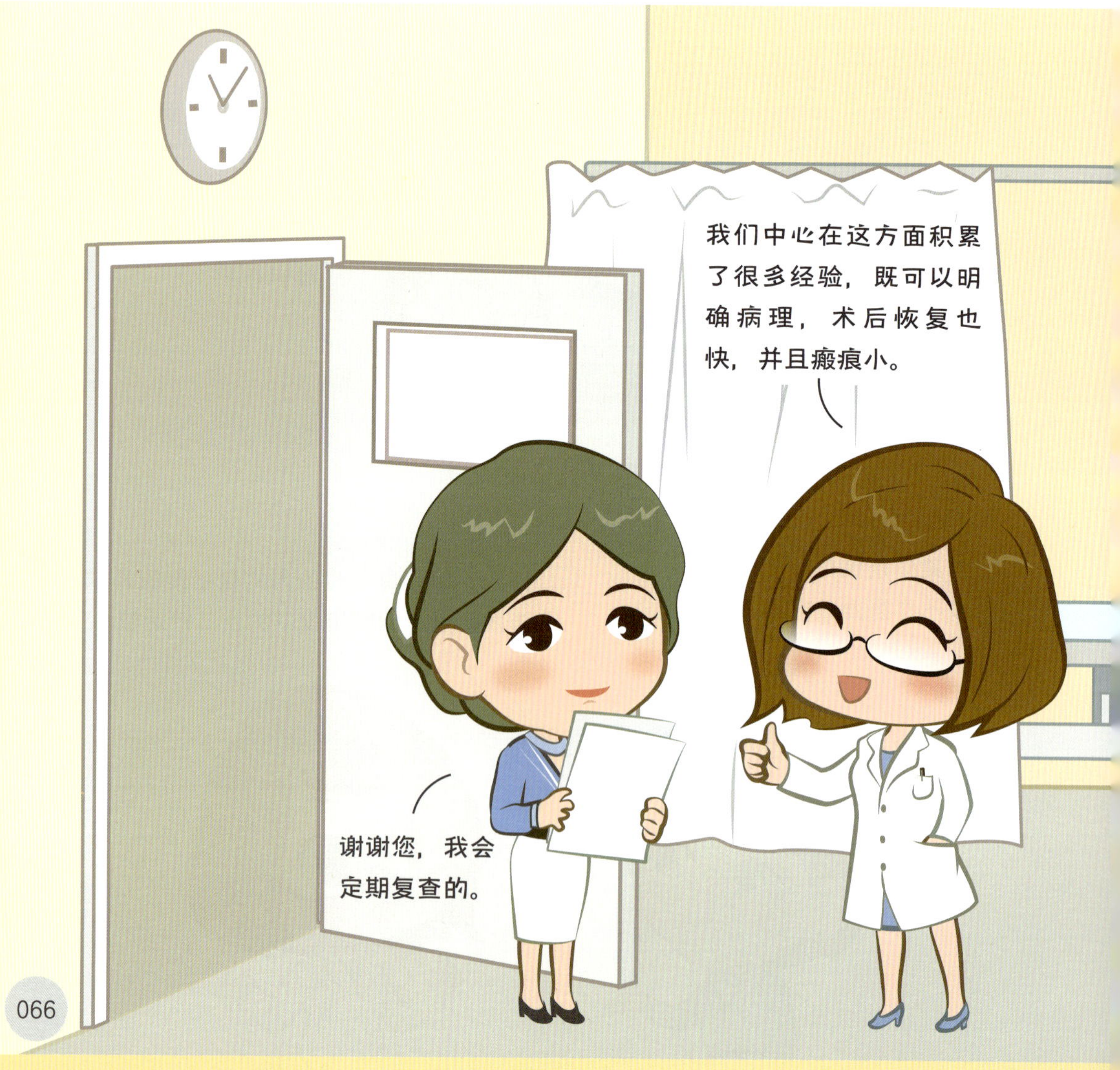

我们中心在这方面积累了很多经验，既可以明确病理，术后恢复也快，并且瘢痕小。

谢谢您，我会定期复查的。

乳腺病变的灰色地带
——不典型增生

一段时间之后,晓睿医生又看到熟悉的面孔了……

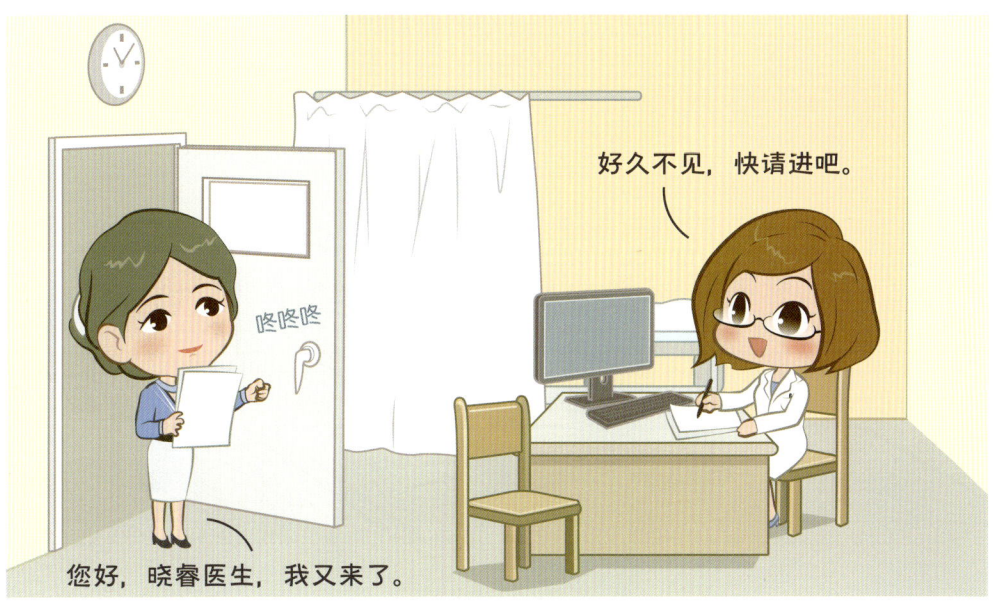

上次我不是检查出钙化灶嘛,我做了手术。今天在手机上查到了病理结果,里边有一句话我不太明白……

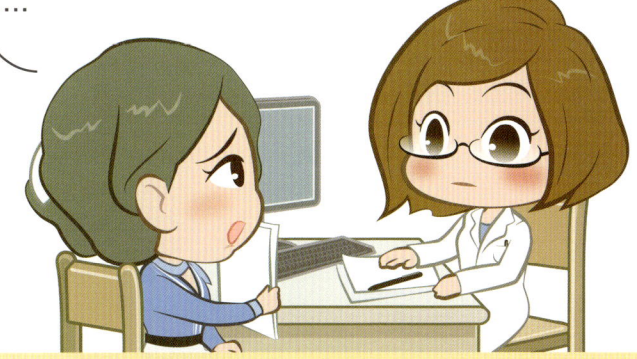

伴有不典型增生

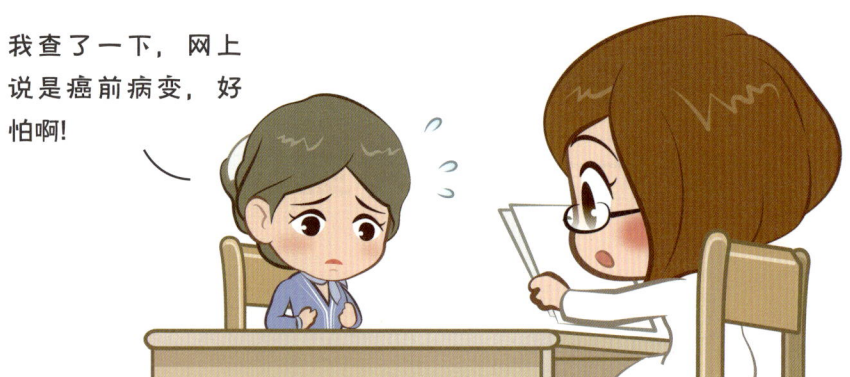

我查了一下，网上说是癌前病变，好怕啊！

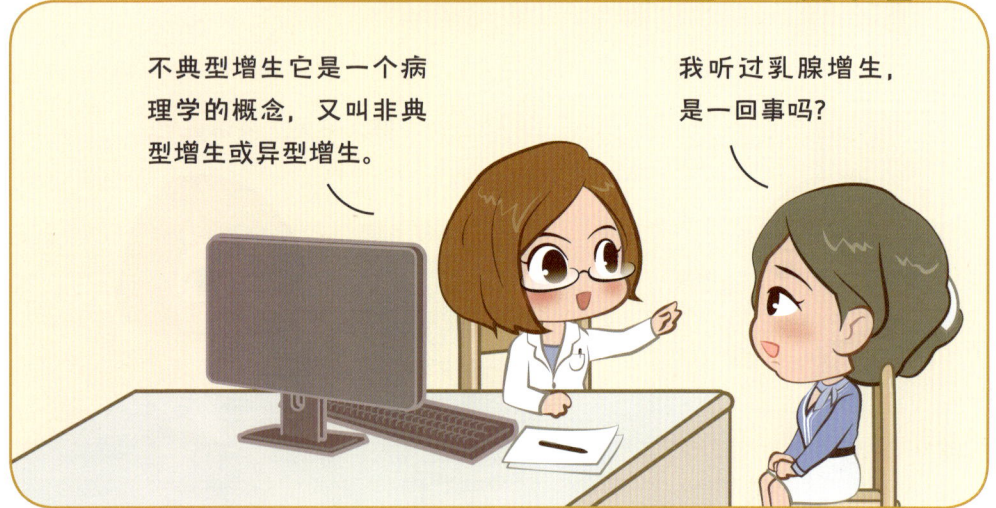

不典型增生它是一个病理学的概念，又叫非典型增生或异型增生。

我听过乳腺增生，是一回事吗？

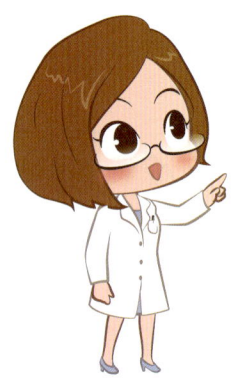

不一样，不典型增生是在普通增生的基础上，病变细胞形态发生了变化，可以从细胞形态、细胞核大小等方面进行区分。

	形态	排列	细胞核大小	细胞核浆比例
普通增生	相似	规律	大小一致	核浆比例正常
不典型增生	多样	较乱	大小不一	核浆比例增大

听上去不典型增生很不友好啊。

理论上一个正常细胞发展到癌变，要经历一个这样的过程。

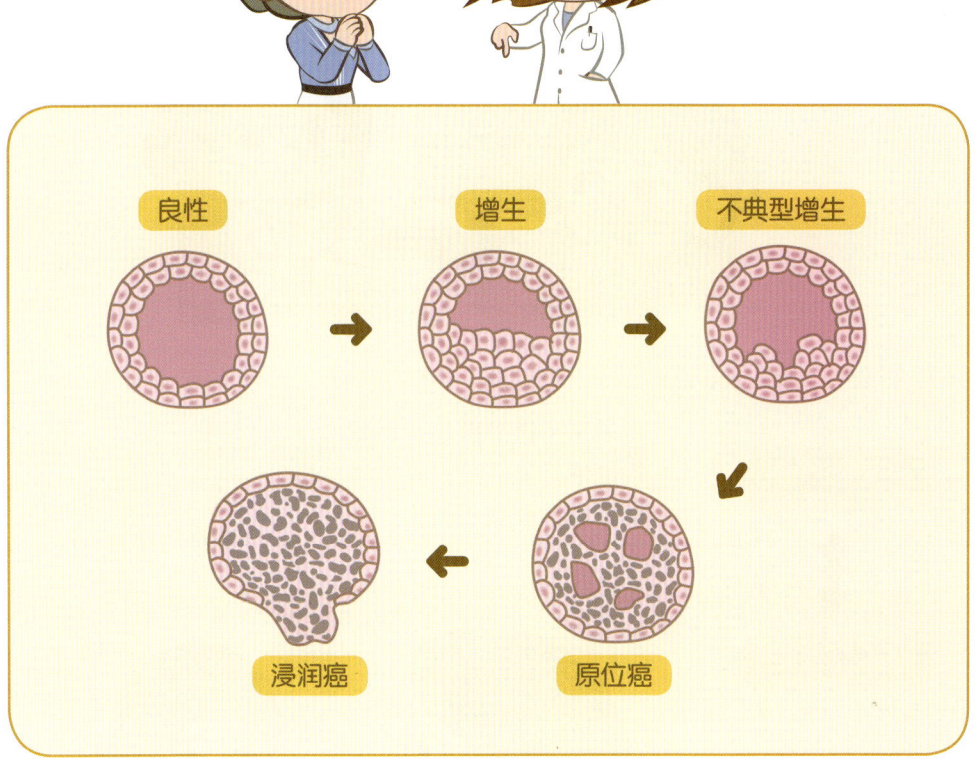

良性 → 增生 → 不典型增生 → 原位癌 → 浸润癌

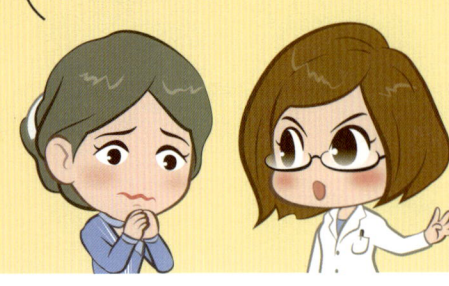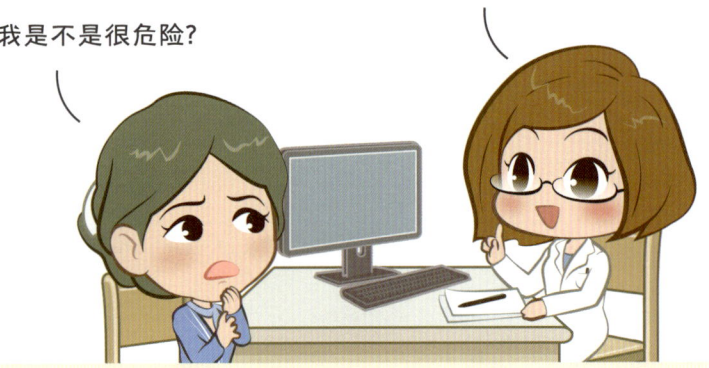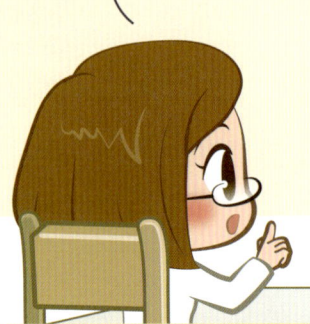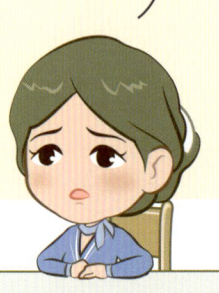

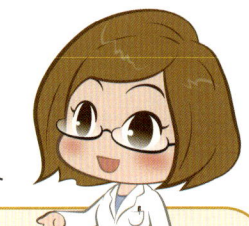

医生要先了解一下您的个人情况……

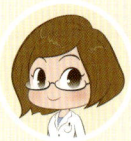
首先,您的家族有乳腺癌患者吗?

没有,和这个还有关系吗?

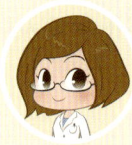
乳腺癌**高危人群**需要特别留意。

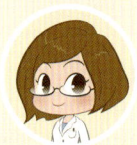
其次,您第一次月经来潮的年龄、生第一胎的年龄分别是多少岁?

我是15岁来月经,25岁生的第一胎。

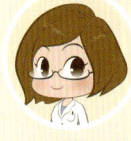
您的乳房做过几次手术?

我是第一次做乳房手术。

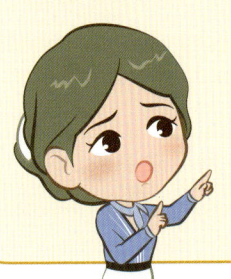
为什么要问这些呢?

这些是评估未来发生乳腺癌风险的参考因素，属于乳腺癌高危人群的要进行乳腺癌的预防治疗。

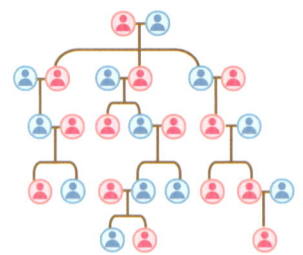
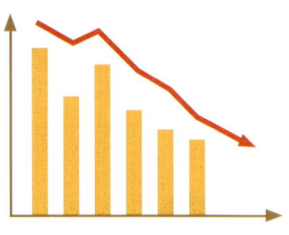

那我需要注意什么？

通过综合评估，您不属于高危人群。

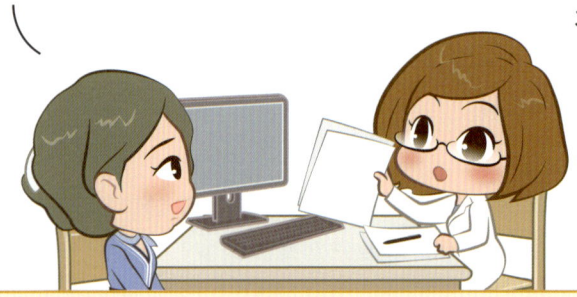

保持良好的情绪

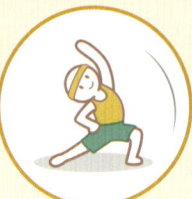
适当的运动

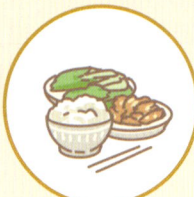
合理的饮食

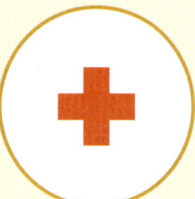
定期复诊随访

做好这些就好了。

好的，我会注意的。

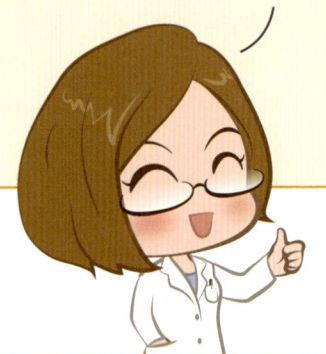
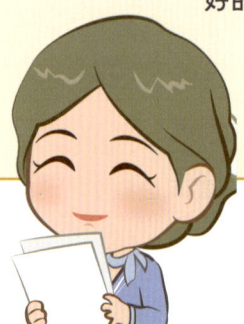

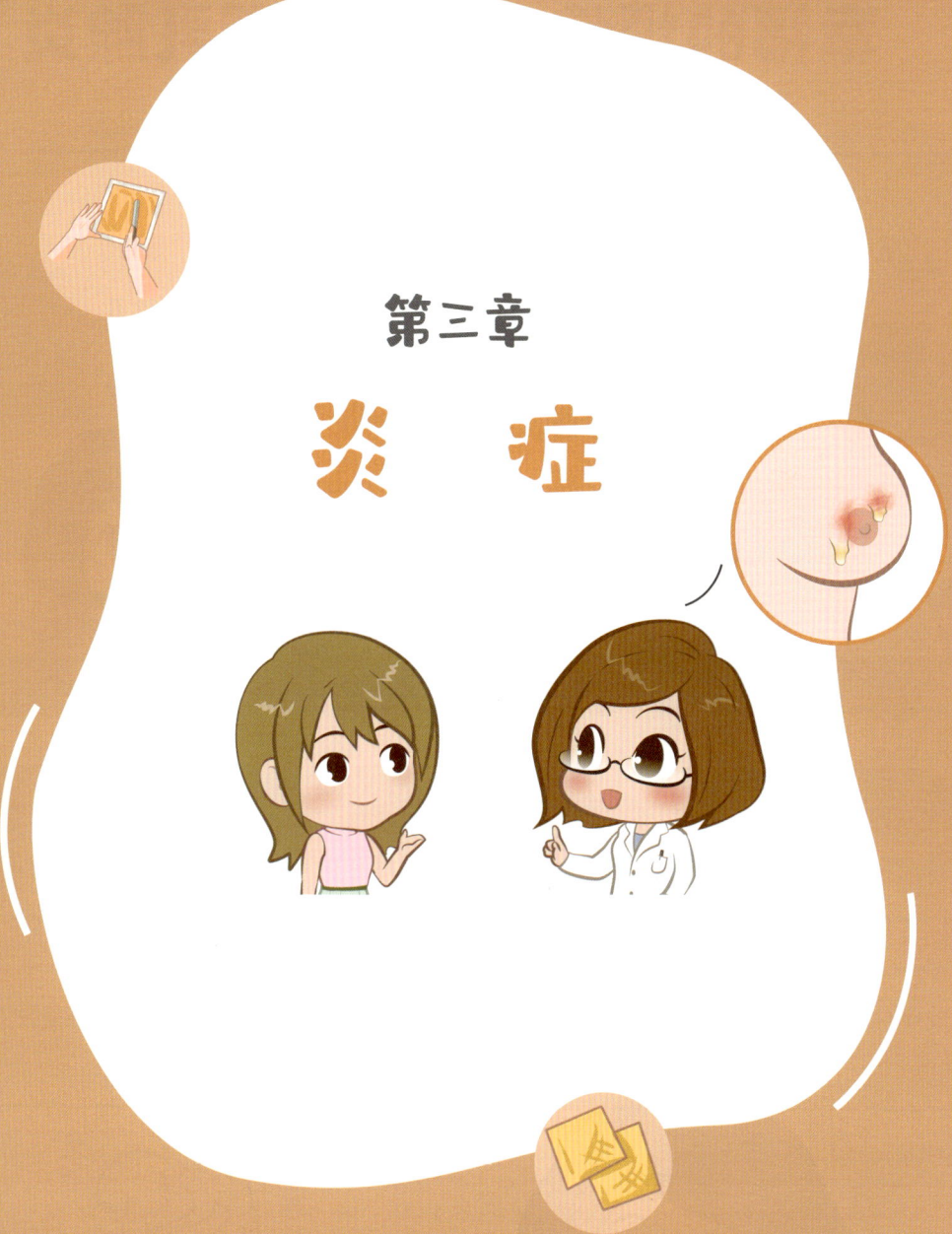

第三章
炎症

幸福的烦恼——哺乳期乳腺炎

这天,晓睿医生接诊了一位哺乳期的妈妈……

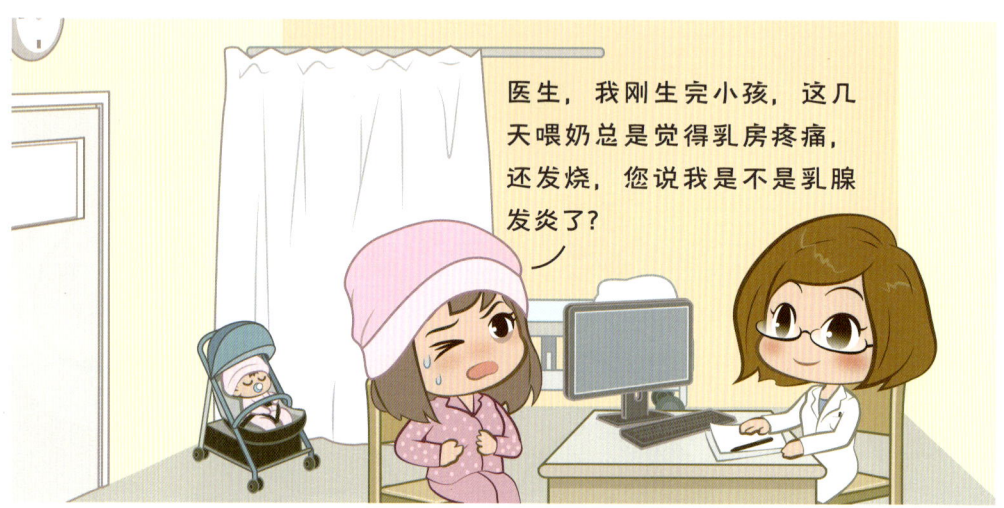

医生,我刚生完小孩,这几天喂奶总是觉得乳房疼痛,还发烧,您说我是不是乳腺发炎了?

乳房疼痛有很多原因,如果是产后,首先考虑乳腺炎。特别是第一次生孩子,自己喂奶还不专业,宝宝吸奶也不熟练,就容易得乳腺炎。

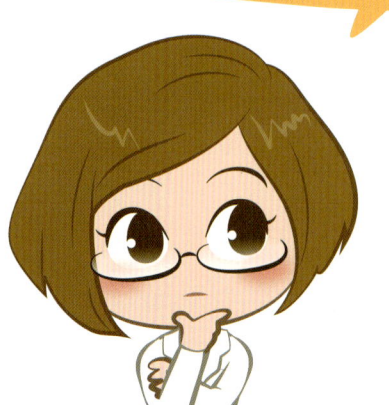

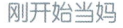

刚开始当妈

刚开始做人

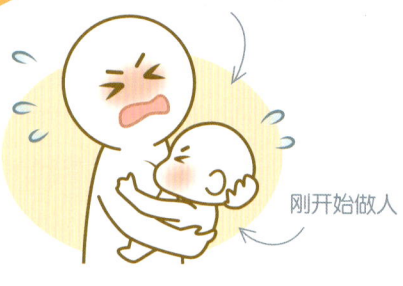

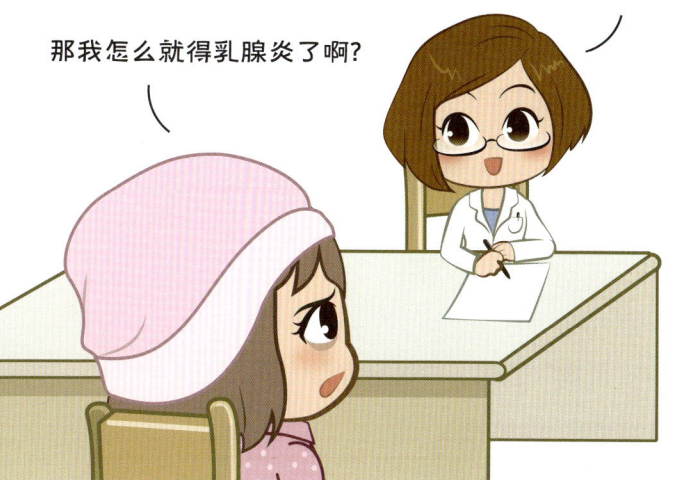

有几个常见的原因。

那我怎么就得乳腺炎了啊?

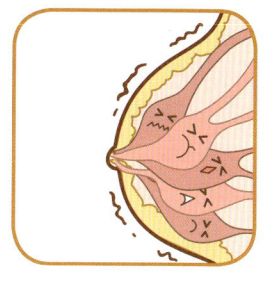

第一个是乳汁淤积。喂完宝宝后,如果乳房内还有奶水,这时候一定要挤出来,不然奶水堵在乳房里容易发炎。

第二个是宝宝把乳头咬破了,细菌沿着伤口进入乳房,就导致了发炎。

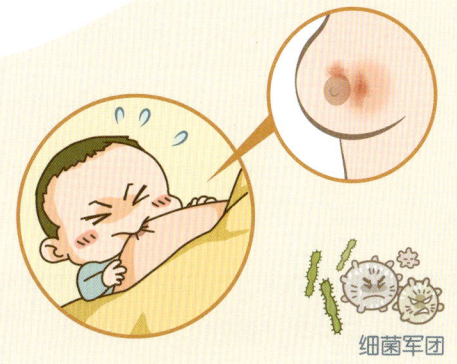

细菌军团

第三个是现在大家的生活条件好了,家人想着法子给产妇吃好的,吃得太补了,奶水太稠,不容易排出来,淤积在乳房里面导致发炎。

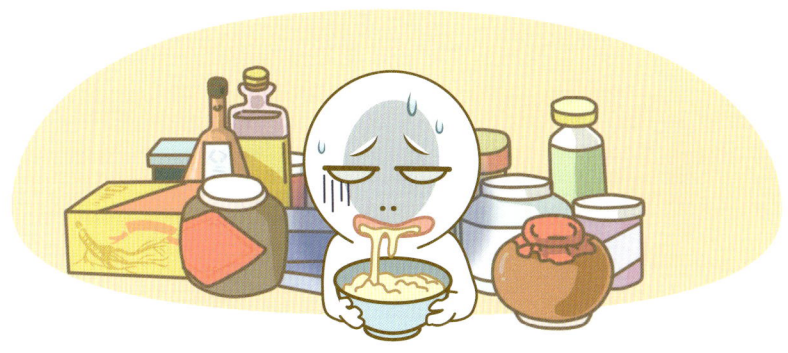

第三章 炎症

075

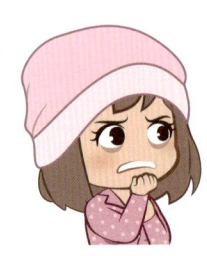
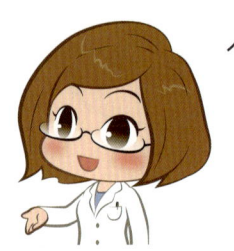

听说乳腺炎可疼了，还得做手术？

其实乳腺炎不同时期的表现并不一样，处理方法也就不同。

急性乳腺炎属于中医学"乳痈"范畴，中医治疗有优势。

郁滞期

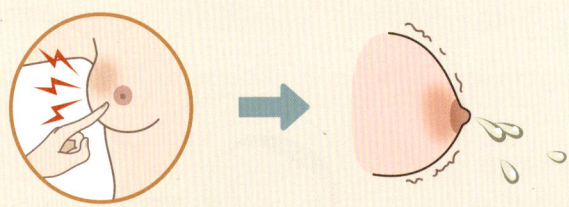

这时候只要疏通乳管，排出乳汁，就没太大问题。鼓励继续哺乳，用手法排乳促进乳汁排泄。

成脓期

成脓后就得切开脓肿排脓，一般医生会留取脓液进行细菌培养。国医大师林毅独创的火针洞式烙口技术，创伤小，排脓畅，恢复快。

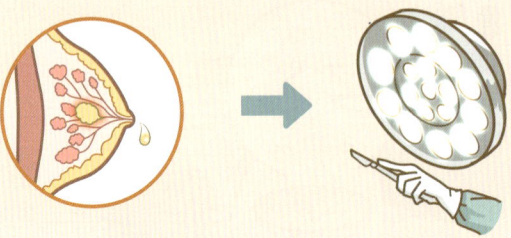

溃后期

脓肿破溃后,就要祛腐、长肉,促进创面愈合。

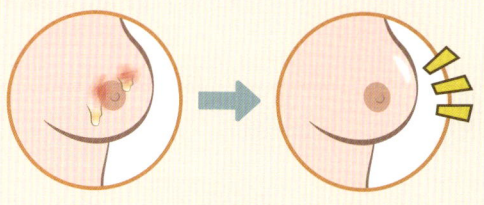

乳腺炎如果处于郁滞期或成脓期,都有对应的中医特色治疗办法,第三章12. 吃药能不能哺乳——哺乳期用药知识中会详细讲到。

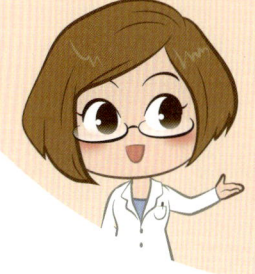

以下是几种引起哺乳期乳房疼痛的原因及应对方法。

乳腺肿胀

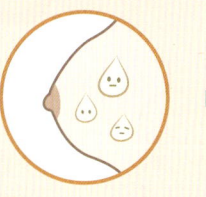 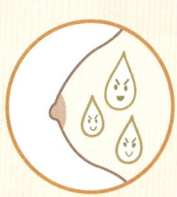

肿胀是初乳(在宝宝出生后的头几天产生的营养物)转换为成熟乳汁的一个液体积聚的过程。这是一个**暂时的现象**(持续约12至24小时),在分娩后的头几个星期最常见。

▶ **鼓励多哺乳**,促进乳汁畅通。

▶ **局部外敷中药或硫酸镁**等可缓解该症状。

太过强烈的乳汁释放反射

乳腺分泌乳汁的过程被称为乳汁释放反射。正常情况下,在乳汁释放过程中女性会有少许刺痛感,而太强烈的乳汁释放反射可能会让女性有**剧烈的麻刺感或刺痛感**。

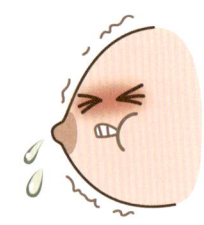

▶ 依旧**鼓励多哺乳**,一般在适应哺乳后不适症状会消失。

乳头血管痉挛(乳头变白)

哺乳过程中**乳头常常会变成白色**,许多女性伴有**乳头烧灼感**。

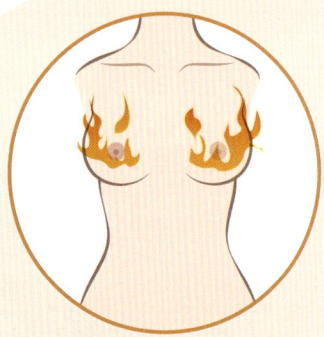

▶ 可用**温热的毛巾外敷**缓解症状。

乳头外伤

乳头外伤往往归咎于**不恰当的哺乳方式**,特别是**过浅的吸吮姿势**。
另外,**婴儿的口腔解剖异常**也会导致过浅吸吮,比如短舌头,即联系舌头和口腔底的小系带太短,限制了舌头的伸展,导致婴儿吸吮过浅,引起母亲乳头疼痛。

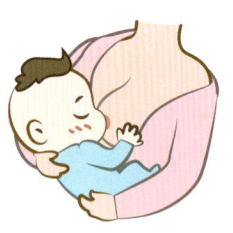

怎样避免乳头外伤?

▶ 合适的哺乳姿势。

▶ 哺乳后可挤出**乳汁覆盖在乳头上**,或者使用**精制羊脂膏、蛋黄油**等涂擦乳头破损处,哺乳前将乳头清洗干净。

▶ 对舌系带短缩的婴儿行**系带剪开术(又称舌系带矫治术)**。

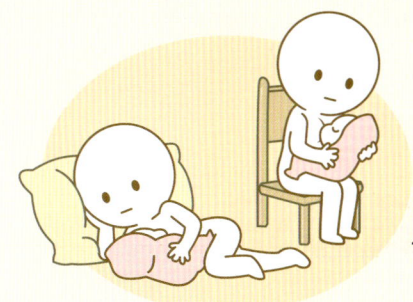

另外,很多新手妈妈不知道怎么抱宝宝,尤其是喂奶的时候,有坐着的、有躺着的。

不管怎样,一定要选个舒服的姿势哺乳,不然哺乳的6个月里每次都是胳膊悬空着,容易得关节炎,还会引起背痛、乳房痛。

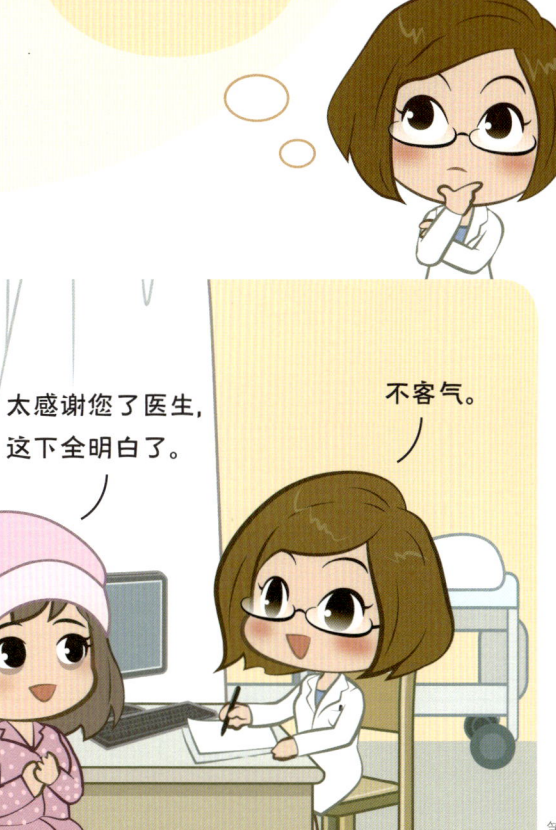

太感谢您了医生,这下全明白了。

不客气。

吃药能不能哺乳
——哺乳期用药知识

没过几天,那位哺乳期患者又来就诊了……

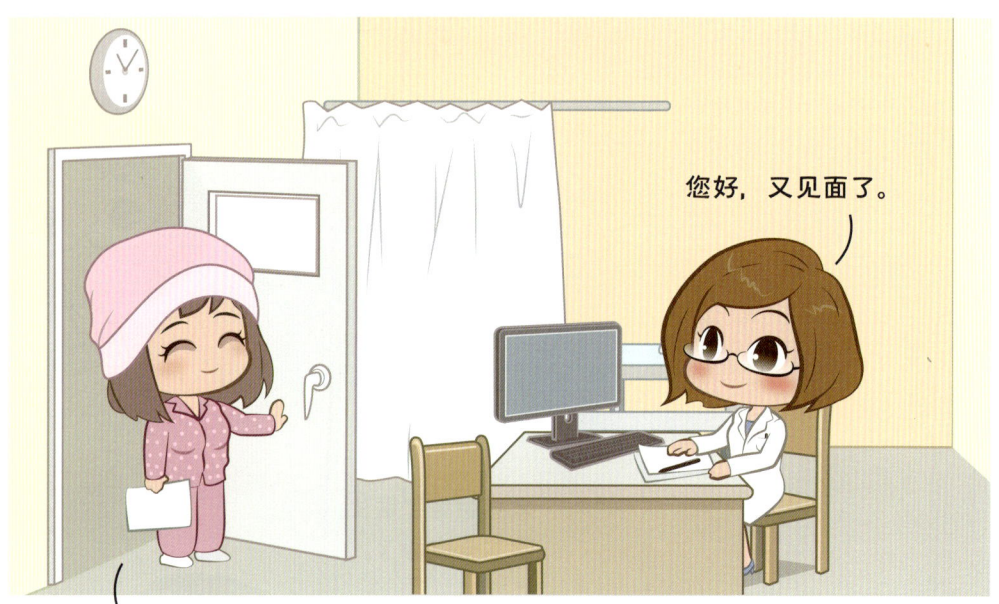

您好,又见面了。

晓睿医生,又是我啊,哈哈哈。

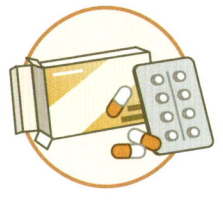

晓睿医生,我最近感冒发烧,吃了退烧药。家里老人劝我不要喂奶,说"是药三分毒",怕影响宝宝。

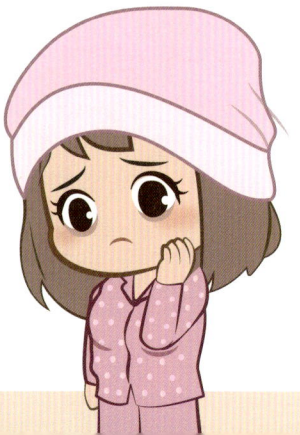

老人家的担心有道理,但是并不是哺乳期用了药,就一定不能喂奶。医生会根据病情以及药物在乳汁中的**浓度、消除时间、不良反应**等选择药物。

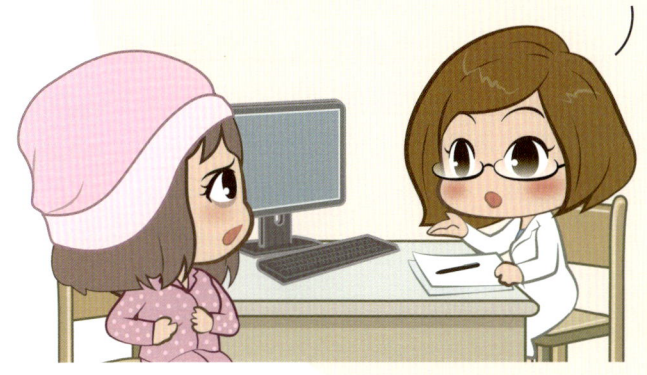

有没有简单的方法可以判断药物是否安全呢?

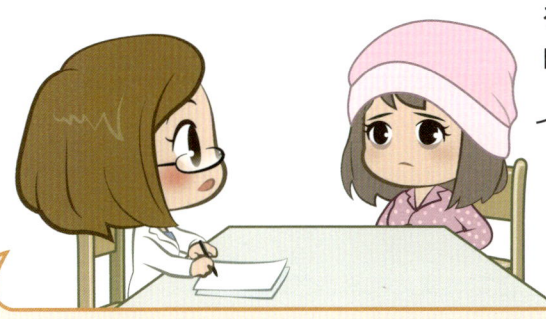

哺乳期用药安全,现在很多APP都可以查。一般可以参考《药物与母乳喂养》(*Medications and Mothers' Milk*),将药物划分为 L1～L5 共5个级别,即**哺乳风险等级**。

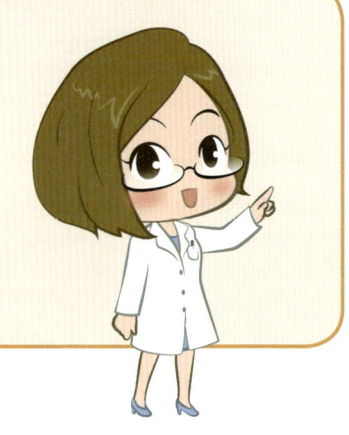

L1 适用

大量哺乳期母亲服药后没有观察到婴儿的不良反应增加。在哺乳期母亲的对照研究中没有证实对婴儿有危险,对母乳喂养的婴儿的可能危害很少或者婴儿口服该药后不能吸收利用。

L2 可能适用

有限数量的哺乳期母亲用药研究证据显示药物对婴儿出现不良反应没有增加,和(或)哺乳期母亲使用药物后能证实危险性的证据很少。

L3 中等适用

没有在哺乳期母亲中进行对照研究,母乳喂养婴儿出现不良反应的可能性存在;或者对照研究显示仅有轻微的不良反应。建议该类药物的评估对婴儿的利大于弊方可使用。

L4 有潜在危险

有对母乳喂养婴儿或者对乳汁分泌的危险性的明确证据,但哺乳期母亲用药后的益处大于对婴儿的危害。

L5 危险

对哺乳期母亲的研究已证实对婴儿有明确的风险,或者药物对婴儿产生明显损害的风险高。使用该类药物对婴儿的风险明显大于继续哺乳的益处,该类药物仅用于哺乳期母亲。

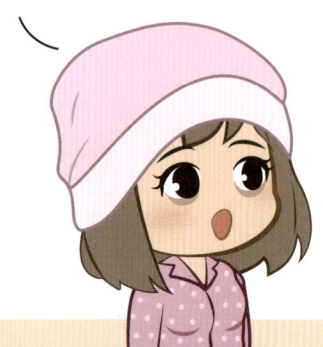

我吃了布洛芬,还能继续喂奶吗?

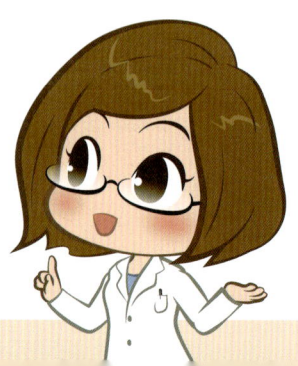

布洛芬属于L1级别,哺乳期可以使用,您不用紧张。

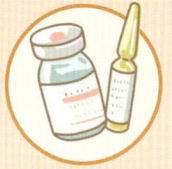
青霉素

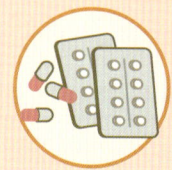
头孢克洛

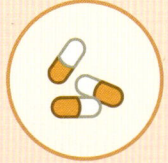
退烧药
(布洛芬、对乙酰氨基酚等)

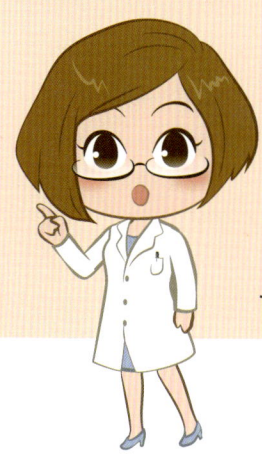

另外,我们常用的一些抗生素都是属于适用—可能适用(L1~L2)级别的药物,相对安全,不影响继续母乳喂养。

具体不良反应如下:

抗生素类药物

药物类别	药物名称	不良反应	级别	乳汁中含量	使用推荐
青霉素类	青霉素	偶见婴儿皮肤过敏、腹泻症状	L1	非常低	可以使用
青霉素类	阿莫西林	偶见婴儿皮肤过敏、腹泻症状	L1	非常低	可以使用
头孢类	头孢呋辛	偶见婴儿皮肤过敏、腹泻症状	L2	非常低	可以使用
头孢类	头孢克洛	偶见婴儿皮肤过敏、腹泻症状	L1	非常低	可以使用
头孢类	头孢曲松	偶见婴儿皮肤过敏、腹泻症状	L1	非常低	可以使用
其他常见抗生素	左氧氟沙星	婴儿肌张力障碍、运动障碍	L2	—	用后4~6h暂停母乳

退热、抗过敏药物

药物类别	药物名称	不良反应	级别	乳汁中含量	使用推荐
解热镇痛类（退热）	对乙酰氨基酚	偶见婴儿皮肤过敏、腹泻症状	L1	低	退热首选
	布洛芬	偶见婴儿皮肤过敏、腹泻症状	L1	低	退热首选
抗组胺类（抗过敏）	氯雷他定	轻微镇静作用	L1	—	使用最低有效剂量
	西替利嗪	—	L2	—	使用最低有效剂量

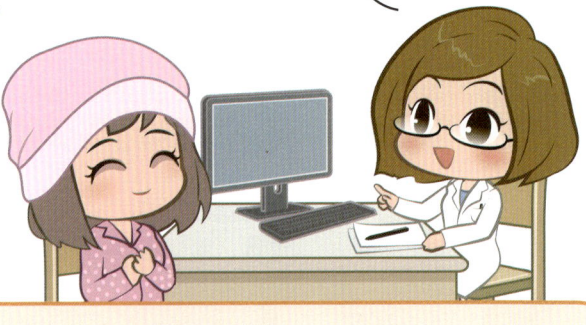

我们可以根据**药物半衰期**来科学计算哺乳时间。

听您说完后我放心多了！那服药后多久喂奶比较安全呢？

药物半衰期

药物半衰期指药物在体内的血药浓度，从最高值下降一半所需要的时间。

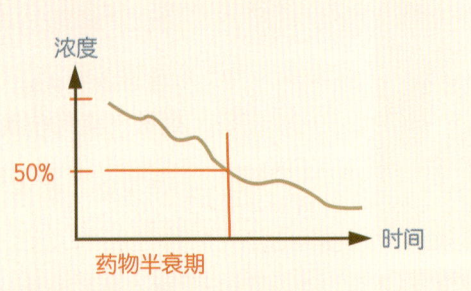

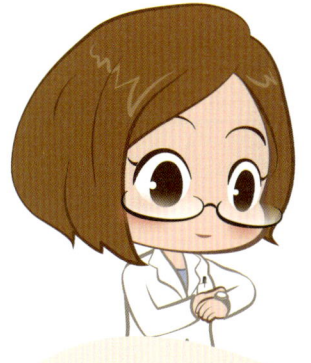

一般来说，5个半衰期后，药物就在人体内消除得差不多了，这个时候喂奶相对安全。

药物半衰期

哦，原来是这样啊。

以布洛芬为例，它的半衰期是2小时，也就是服药后10小时就可以哺乳了。

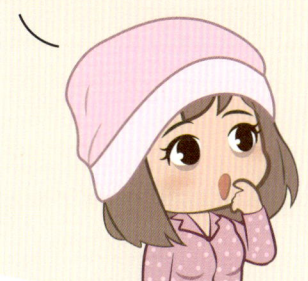
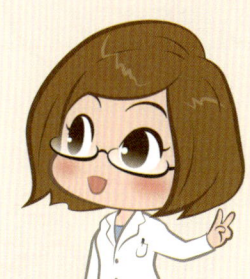

明白啦，以后哺乳期用药前我可以先查查药物分级。

是的，但还是要根据具体情况以及医生的建议来使用。因为有的药物长期使用的话，会有毒性累积效应。

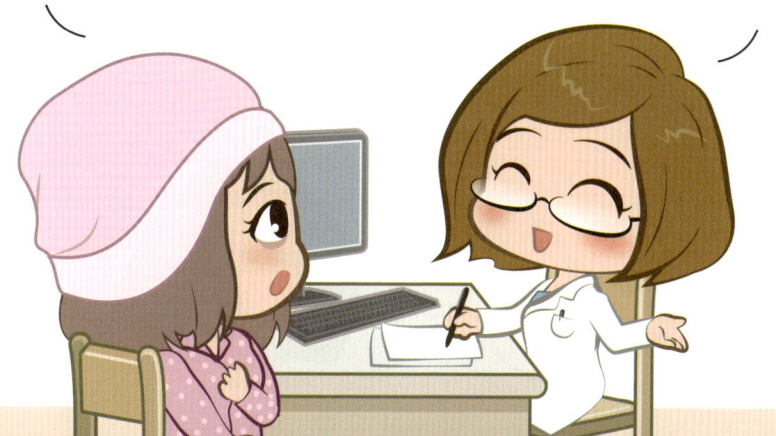

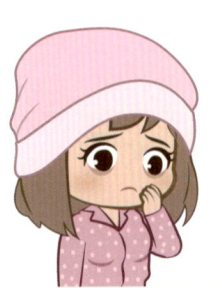
哦，原来用药时间的长短也会影响哺乳的呀？

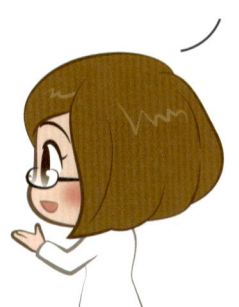
是的，哺乳是一个长期过程，所以用药疗程的长短对哺乳期的安全性影响是至关重要的。

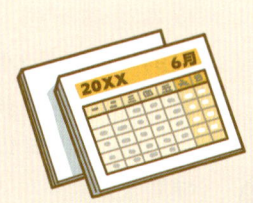 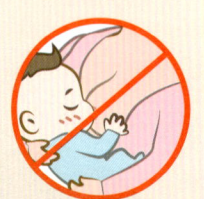
▶ 对于需**长期用药**，且药物对婴儿有较高风险的，应考虑暂停哺乳。

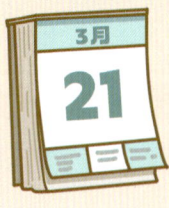 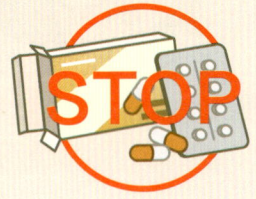
▶ 对于**短期用药**（急性乳腺炎、呼吸道感染等），应尽可能考虑缩短用药疗程，一旦病因消除，应立即停药。

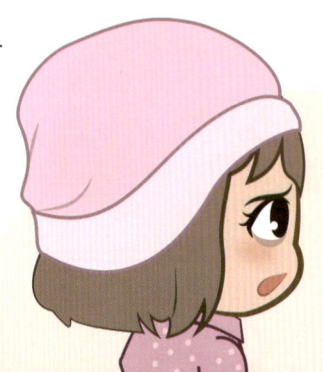
哦，那我退烧后，还需要吃抗生素吗？

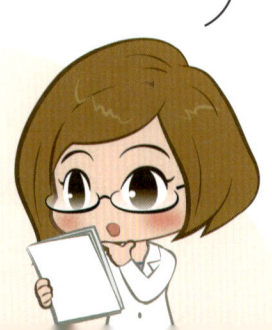
您现在已退热，验血结果也显示正常，暂时不需要使用抗生素。

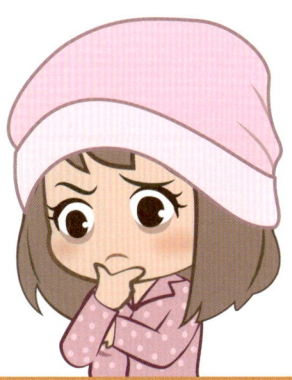

> 我发烧的时候,医生还问我要不要打退烧针。哺乳期用药是打针好还是口服好?

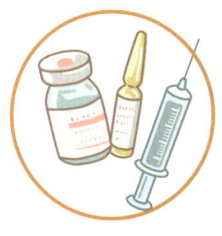 或 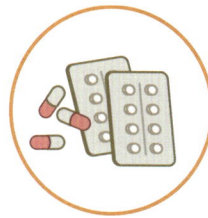 ?

原则是在不影响治疗效果的前提下,**尽量选择进入乳汁最少**的给药方式。

用药方式的优先等级

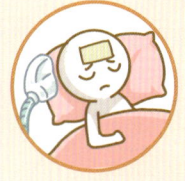 > 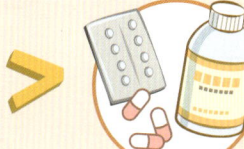 >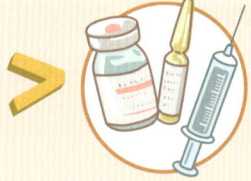

雾化或外用　　　　口服　　　　静脉注射

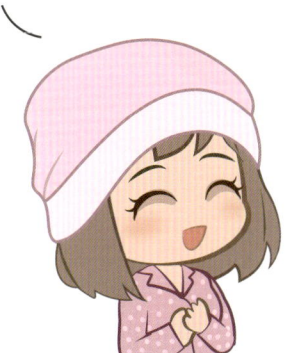

听您这么解释后,万一哺乳期需要用药,也没那么担心了。

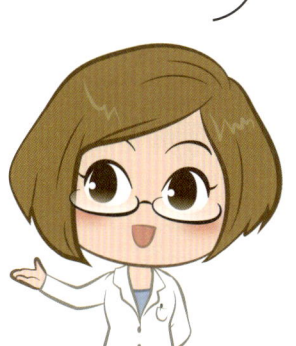

是的,多了解,有备无患。

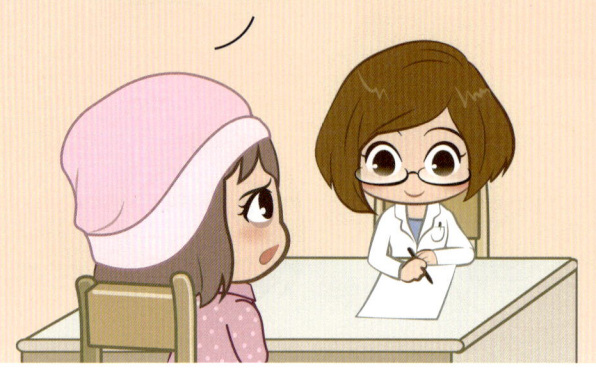

但是……如果一直不退烧，需要用抗生素吗？

即使是哺乳期乳腺炎，我们也要根据情况来看。如果高热不退、乳腺炎发展成脓，确定有细菌且血象升高，才使用抗生素。另外，中医中药治疗早期乳腺炎很有优势哦。

具体用哪些药物

青霉素、头孢菌素类药物在哺乳期安全性相对较好，这些抗生素不仅极少进入乳汁，婴幼儿本身也可以使用。

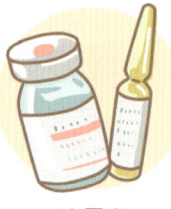

青霉素

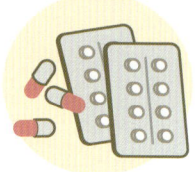

头孢克洛

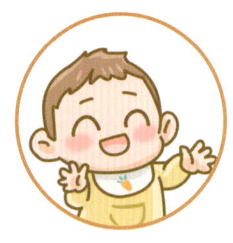

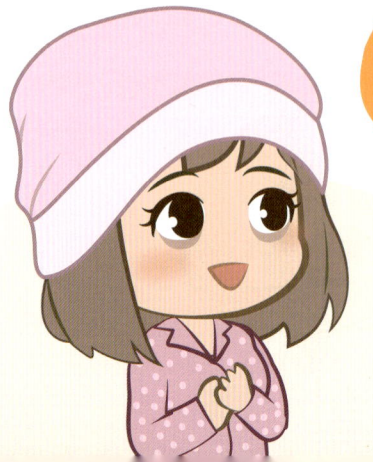

用了这些抗生素，需要注意什么吗？

药物经乳汁进入婴儿体内，可能引起婴儿皮肤和消化系统的不良反应，服药期间，应注意观察宝宝的反应。

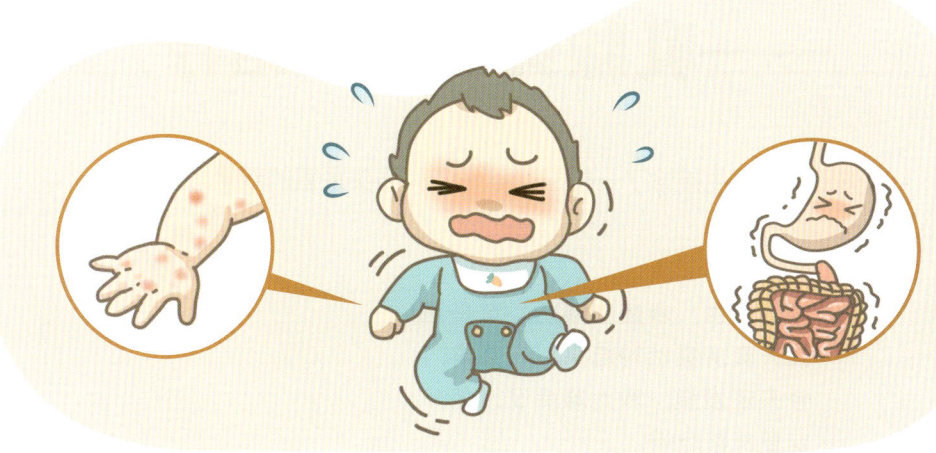

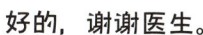

好的，谢谢医生。

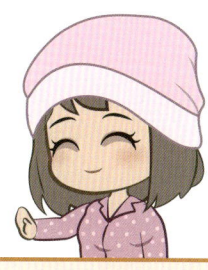

晓睿 TIPS

▶ 母亲吃药的时间可以选择在母乳喂养后，或者宝宝长时间睡眠前，这样服药时间和哺乳时间的间隔会长一点，减少对宝宝的影响。

▶ 哺乳期患者要让专业医生全面评估后再决定是否用药。不可以擅自决定，毕竟宝宝的安全很重要。

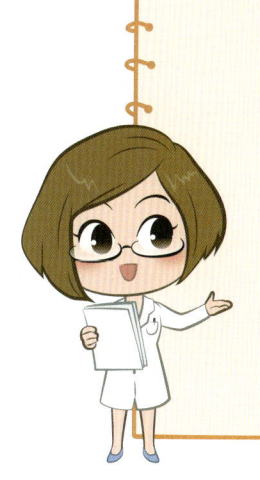

中医中药有妙招
——乳腺炎的中医治疗

这天,晓睿医生接诊了一位推着婴儿车,眉头紧蹙的新手妈妈……

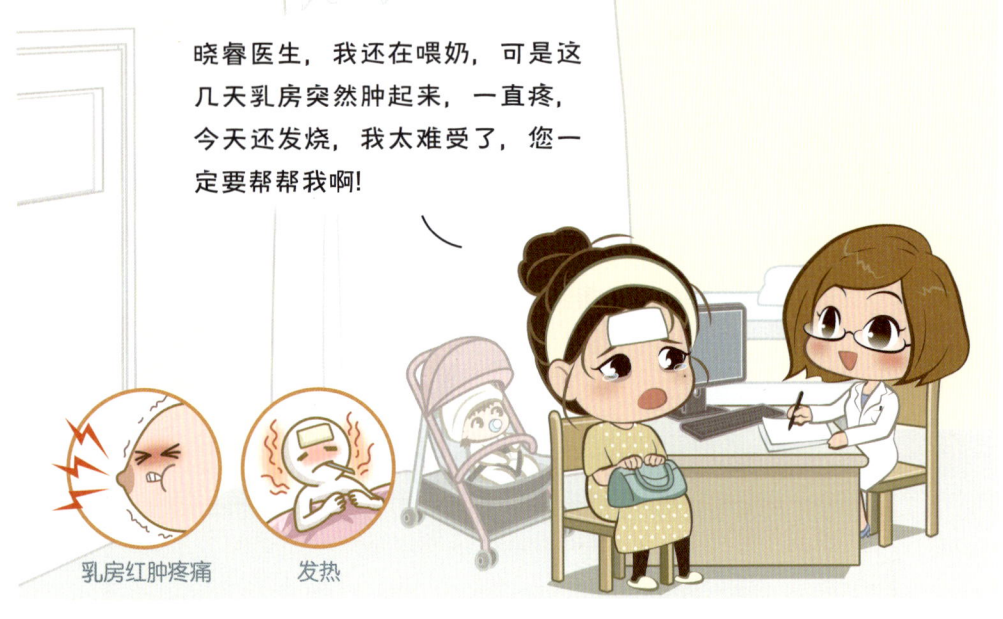

晓睿医生,我还在喂奶,可是这几天乳房突然肿起来,一直疼,今天还发烧,我太难受了,您一定要帮帮我啊!

乳房红肿疼痛　　发热

哺乳期出现乳房红肿疼痛,伴有发热等情况,是典型的急性乳腺炎表现。

啊?乳腺炎?!

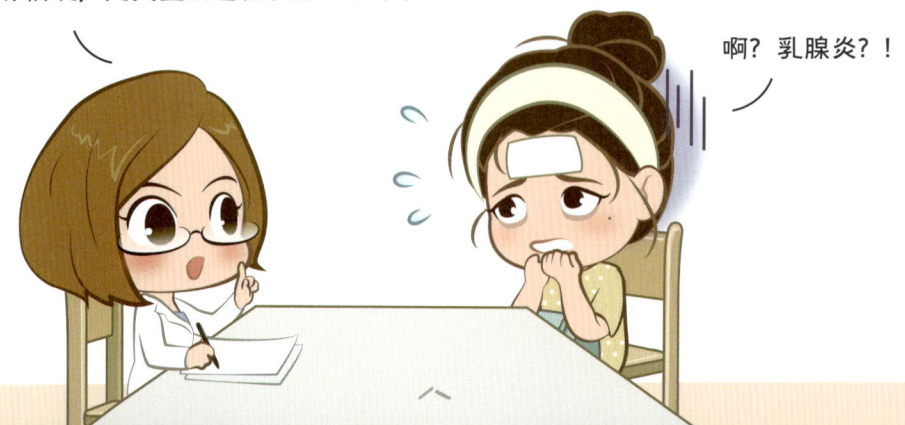

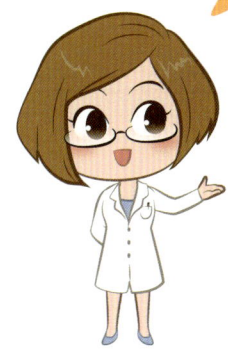

> 找我们就对了！中医可以在不影响哺乳的前提下治好病，临床疗效好。

TIPS

针对乳腺炎的不同阶段，医生会选择不同的治疗方式。

- 郁滞期
- 成脓期
- 溃后期

急性乳腺炎郁滞期——以通乳为主

中药内服

以疏肝解郁、通乳消肿为主。

外治

揉抓排乳，中药外敷（土黄连、金黄散等）。

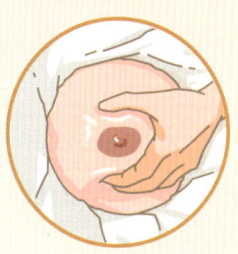
揉抓排乳

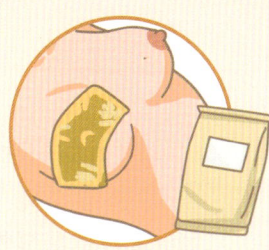
土黄连外敷

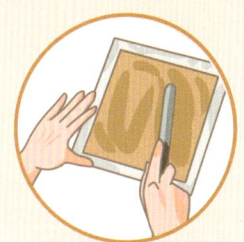
金黄散外敷

郁滞期的主要问题是乳汁淤积。我们使用以上方法通乳治疗，使乳汁顺利排出，消除肿胀。这些方法简便易行，疗效确切，无副作用，不影响继续哺乳。

急性乳腺炎成脓期——以引流为主

中药内服

以清热解毒、托里排脓为主。

外治

火针洞氏烙口术引流。

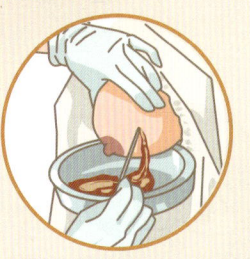

火针洞氏烙口术

此期肿块变软,形成脓肿,红肿热痛,采用火针洞氏烙口术促使脓液排出,具有引流通畅、排脓彻底、烙口小、愈合快、病人痛苦少、愈后可继续哺乳等优点。

急性乳腺炎溃后期——以扶正为主

中药内服

以健脾益气、扶正托毒为主。

外治

中药外敷(四子散)。

四子散外敷

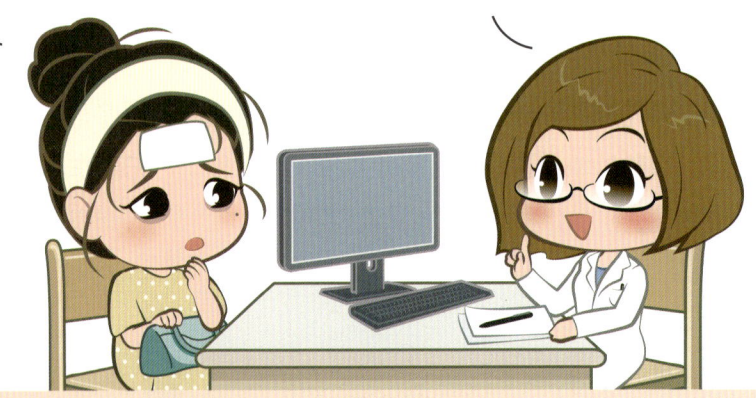

那我现在属于哪个时期?

您现在刚刚起病,**是郁滞期,关键是要通乳**,可以采用揉抓排乳+金黄散局部外敷的方法。

稍后，晓睿医生为患者做了揉抓排乳+金黄散局部外敷治疗。

做完以后真的没有肿胀感，也完全不痛了！

这是中医传统治疗的魅力，有效且无副作用。

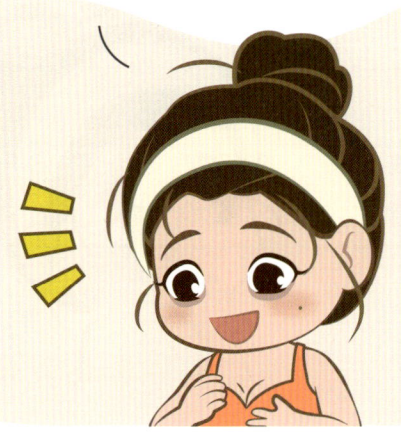

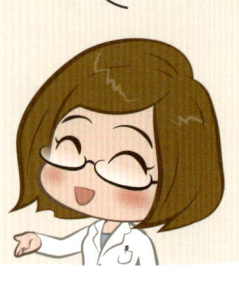

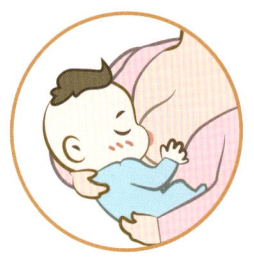

我回去还能喂奶吗？

可以继续母乳喂养，及时排乳，同时配合中药外敷。

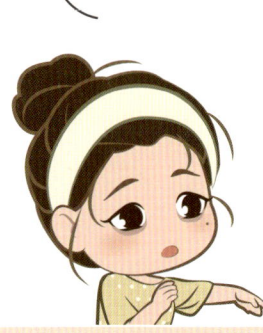

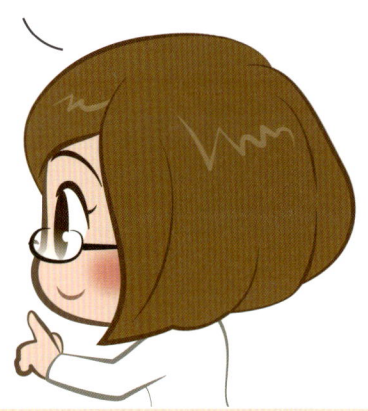

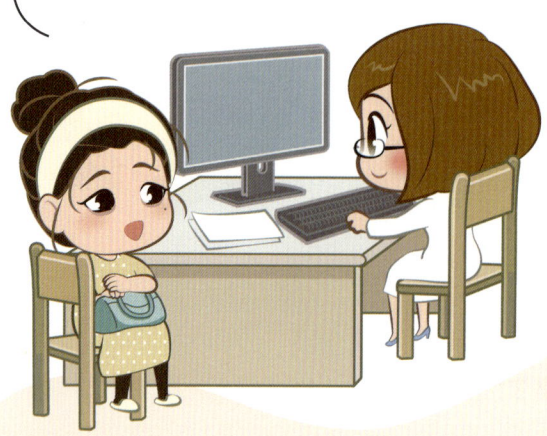

还有什么要注意的吗?

您这次起病前,有什么诱因吗?比如突然长时间没喂奶?或者宝宝奶量下降了?

医生,真让您说对了。宝宝最近添加了辅食,对母乳的需求的确下降了。就算涨奶也没当回事,谁知道就发烧了。

这是问题的关键。要注意**及时将乳汁排空**,即使宝宝不吃,也要把乳汁排出来,排到乳房不觉得肿胀即可。否则乳腺炎很容易反复发作。

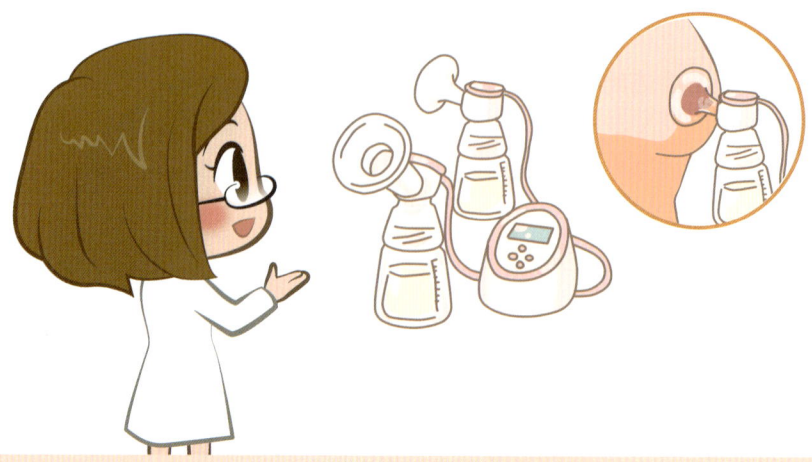

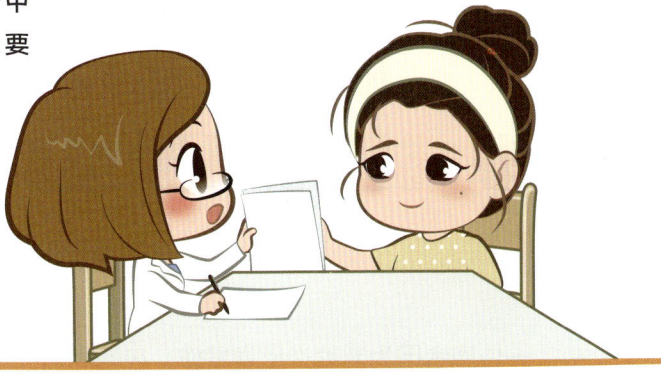

这是您的处方。配合中药治疗，另外生活上要注意这些。

清淡饮食

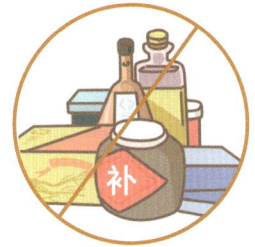
避免大补

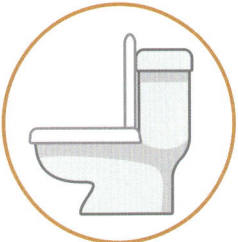
保持大便通畅

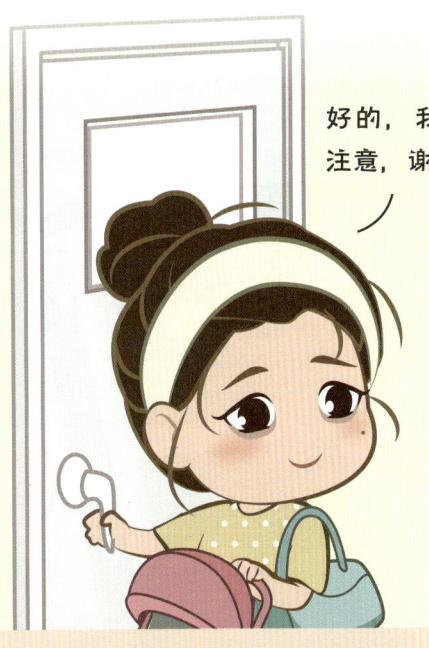
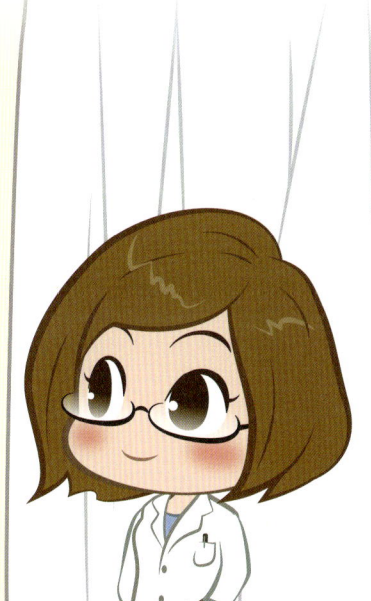

好的，我一定注意，谢谢。

魔鬼也有克星
——非哺乳期乳腺炎的中医治疗

一位患者因为乳腺炎反复发作,在当地治疗一直没见效,于是前来晓睿医生的门诊……

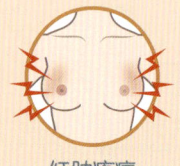

红肿疼痛

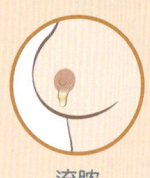

流脓

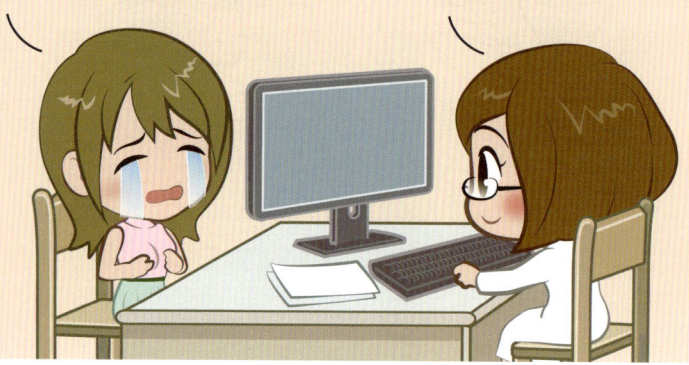

晓睿医生,我乳房发炎了,又红又肿又痛,最近还流脓了。

别着急,说一下您之前的情况。

之前在好几家大医院治疗过,用过几个月的消炎针和激素,但病情总是反反复复,我都快被折磨疯了。在网上看到有病友说你们中医院治这个病有优势,所以就来找您了。

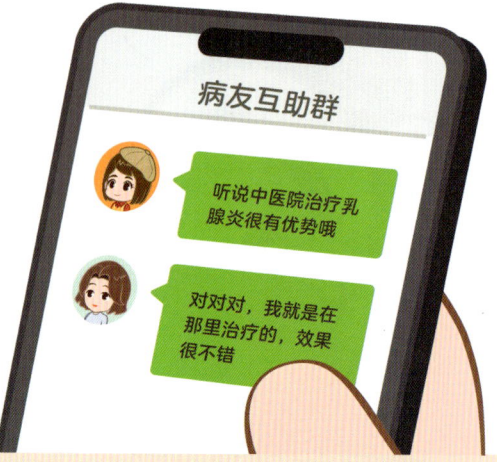

病友互助群

听说中医院治疗乳腺炎很有优势哦

对对对,我就是在那里治疗的,效果很不错

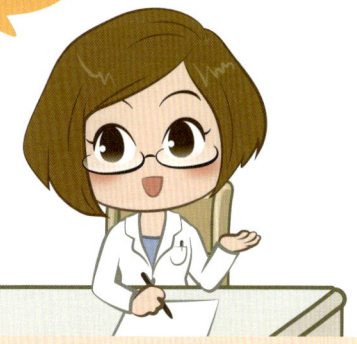

非哺乳期乳腺炎确实比较棘手。建议做穿刺检查，明确病理，协助评估病情。

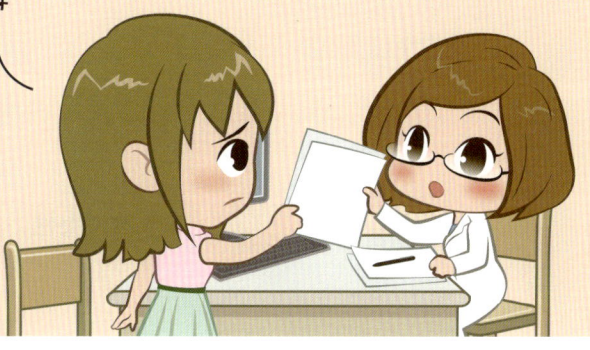

您看，这是我前几天在别的医院做穿刺的病理报告。

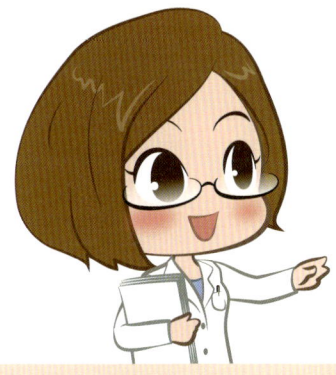

结合病理结果需要进一步鉴别几种疾病。

- ▶ 肉芽肿性小叶性乳腺炎（GLM）
- ▶ 导管周围乳腺炎（PDM）
- ▶ 乳晕下脓肿（Zuska病）
- ▶ 乳腺癌
- ▶ 乳腺结核

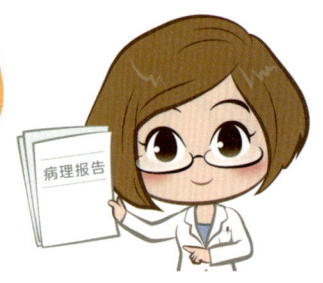

根据目前的症状、病理结果，诊断考虑是肉芽肿性小叶性乳腺炎。

病名	病因及病原、病理学	年龄	临床表现
肉芽肿性小叶性乳腺炎（GLM）	病理表现为以小叶为中心的非干酪样坏死性肉芽肿形成，伴有炎细胞浸润	常为经产妇，伴有乳汁淤积	多为周边肿块，地道式蔓延全乳。特点：反复多发皮下脓肿、溃疡
导管周围乳腺炎（PDM）	细菌引起(厌氧菌、链球菌、非结核分枝杆菌)，后期有免疫变态反应	中年或绝经后女性	炎症以乳晕为中心，乳房肿块疼痛，乳头溢液
乳晕下脓肿（Zuska病）	病理见乳管组织出现鳞状上皮化生，多有角化	各年龄段女性	慢性复发性乳晕旁脓肿，范围多局限于乳晕后方，伴有乳头粉渣或白色乳膏状分泌物，多半有乳头内陷、内翻等乳头发育不良畸形
乳腺癌	病理提示乳腺癌	围绝经期女性	乳房肿块质硬，伴或不伴红肿热痛
乳腺结核	病原学可见结核杆菌	各年龄段女性	乳房慢性迁延性窦道

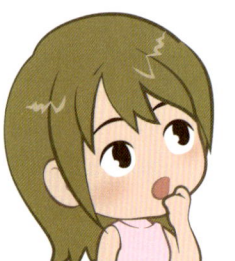

那要怎么治疗才能好？

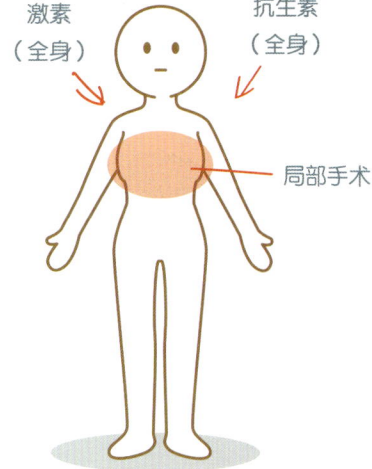

如肉芽肿性小叶性乳腺炎病情反复，西医一般采用激素、抗生素等全身治疗，配合局部手术。

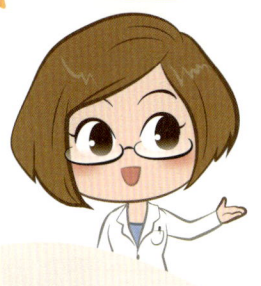

但也存在副作用，且停药易复发。所以人们常说它是乳腺炎中的魔鬼。

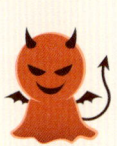
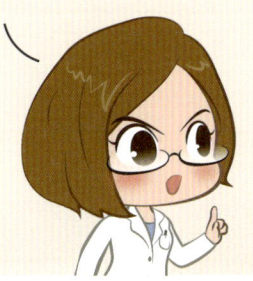

反复发作怎么办？还有其他治疗方法吗？

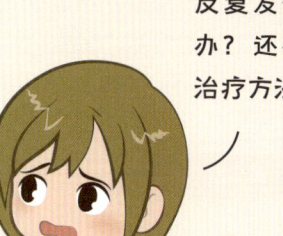

放心，魔鬼也有克星，中医特色治疗就是它的克星。

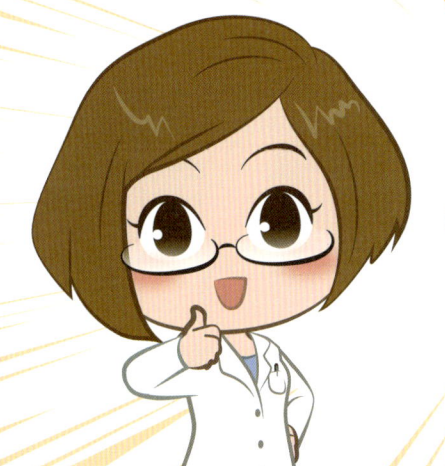
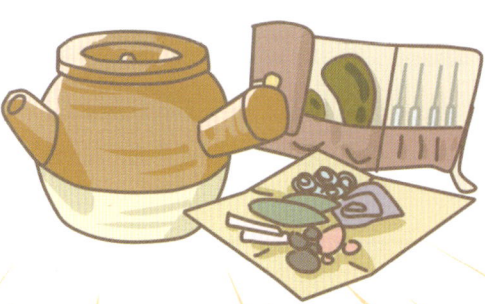

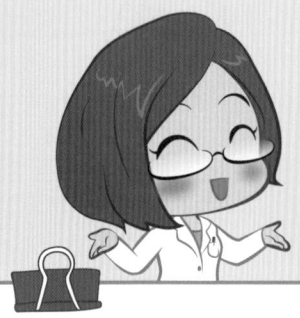

非哺乳期乳腺炎是我们中医的优势病种，在中药治疗的基础上，需要多种中医外治方法综合治疗。针对不同类型的病症，采用不同的内治法：

肿块型

以消为贵，辨证联合使用活血化瘀，化痰散结法。

脓肿型

以托为法，托里透脓，益气托毒。

溃后型

以补为宜，益气健脾，温阳消肿。

多型并存

以托里透脓为主，视临床表现施治。

下面让我介绍一下我们的各种外治法。

1 祛腐清创术配合火针洞式烙口引流术

应用电火针治疗仪加提脓药捻引流急性乳腺炎成脓者，能使脓液排出，达到"祛腐生肌"的效果。

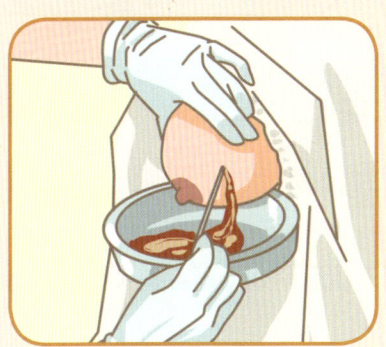

优势

以针代刀，**伤口小，瘢痕小，出血少，痛苦小，对乳腺组织损伤小，无并发症，疗程短。**

2 中药导管介入或窦道灌注

中药注射液介入治疗乳腺导管炎性溢液。

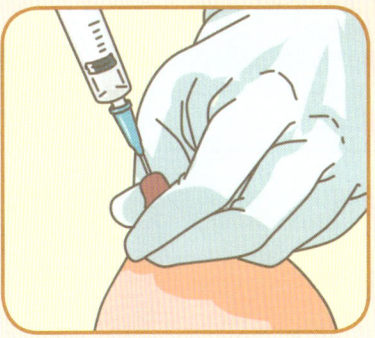

优势

对乳腺无损伤，痛苦小，无瘢痕。

③ 脓药捻引流

适用于乳腺炎成脓者，能使脓液排出，达到"祛腐生肌"的效果。

优势

临床疗效较好。

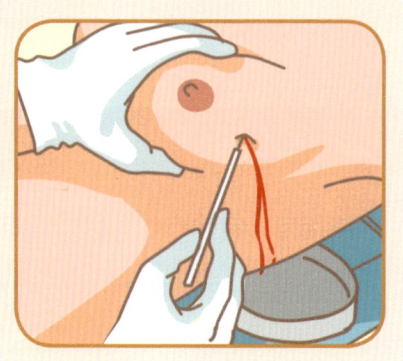

④ 温熨术（四子散热敷）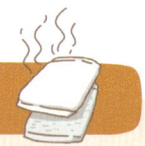

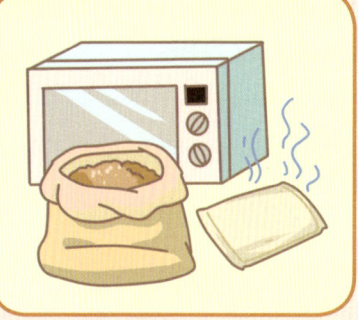

适用于溃后期或迁延期有炎性僵块者。

优势

使用方便、疗效好等。

⑤ 金黄散水蜜膏、土黄连液外敷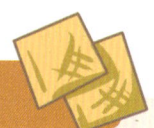

适用于外敷乳房炎性肿块出现红肿热痛者。

优势

具有清热、止痛、消肿之功，**使用方便、效果良好。**

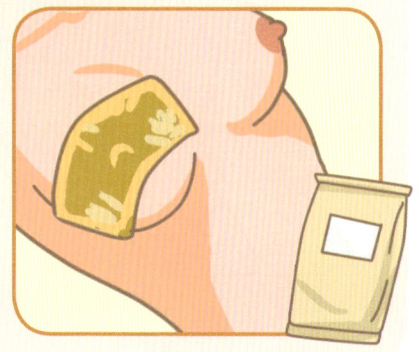

6 艾灸（铺蒜灸）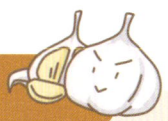

适用于溃后期、迁延期，局部有僵块者，具有拔毒、消肿、定痛的作用。

优势

具有明显软化硬块之效。

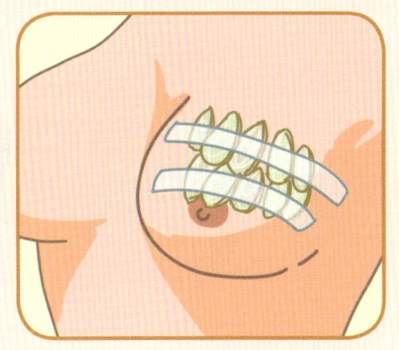

7 刺络放血及拔罐疗法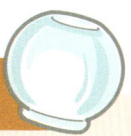

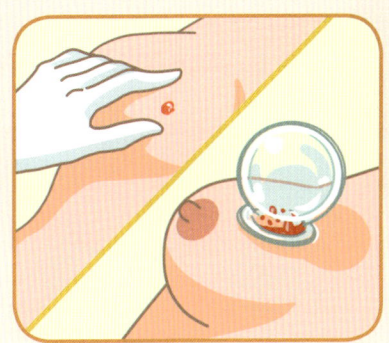

适用于肿块期，刺络拔罐疗法具有刺络放血和拔罐的双重作用。

优势

拔罐具有负压吸吮力量和温热作用，使局部产生瘀血，引起自身溶血现象，**调动免疫系统，增强机体的抵抗力。**

8 生肌法

适用于溃后期。

9 棉垫加压法

适用于排脓后或溃后期脓腔较大时，促进愈合。

哇，有这么多好的治疗方法，多久能治好？

中药内服配合中医综合外治法，优点很多，**但需要进行分阶段的周期治疗！**

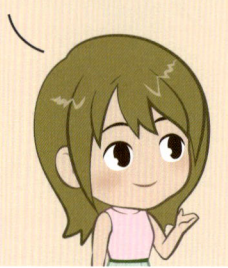

好的，那接下来我要怎么配合治疗？

您现在的情况，彩超提示有脓，建议做火针洞式烙口引流术。

清除脓腐组织
↓
提脓药捻引流
↓
局部外敷土黄连液
↓
加压包扎

火针？听起来有点害怕……

别担心，做之前会进行局部麻醉的。

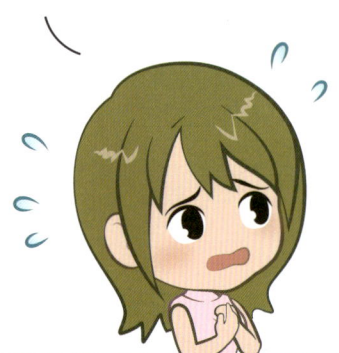
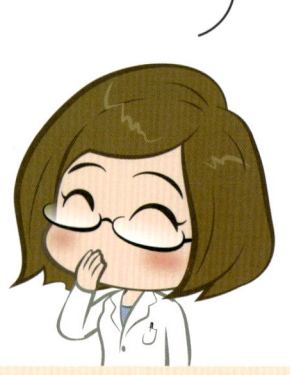

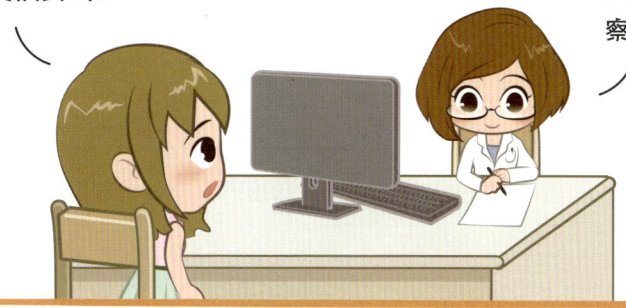

那今天做完就好了吗？需要换药吗？

一开始需要每天换药，医生需要每天观察局部创面的变化。

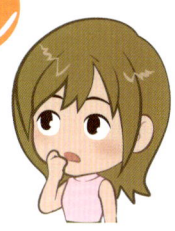

那我多久可以长好啊？

如果局部脓腐组织很快被彻底去除，新鲜肉芽能长出来，我们就可以逐渐延长换药的频率。

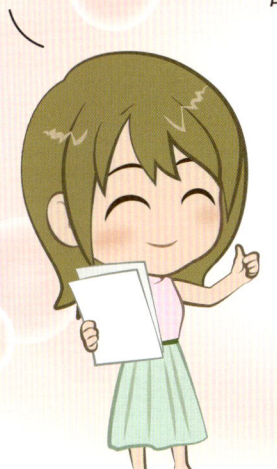
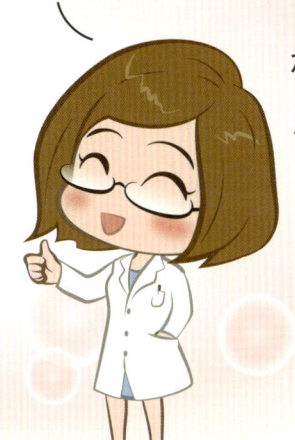

好的，我一定全力配合。

每个人的愈合情况不同，快的人两周到一个月就可能收口愈合啦！

加油！

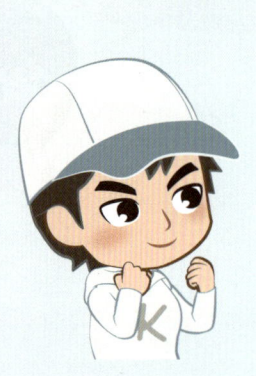
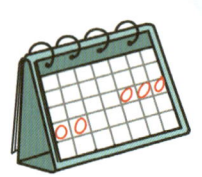

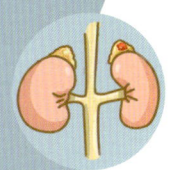

第四章

男性乳腺病

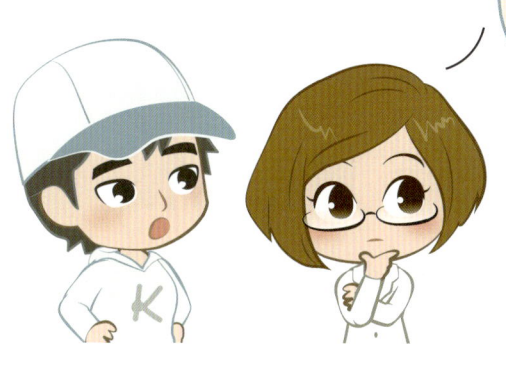

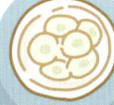

"大胸弟"的尴尬
——男性乳房发育

这天,晓睿医生的诊室外,一位20来岁的帅小伙在候诊……

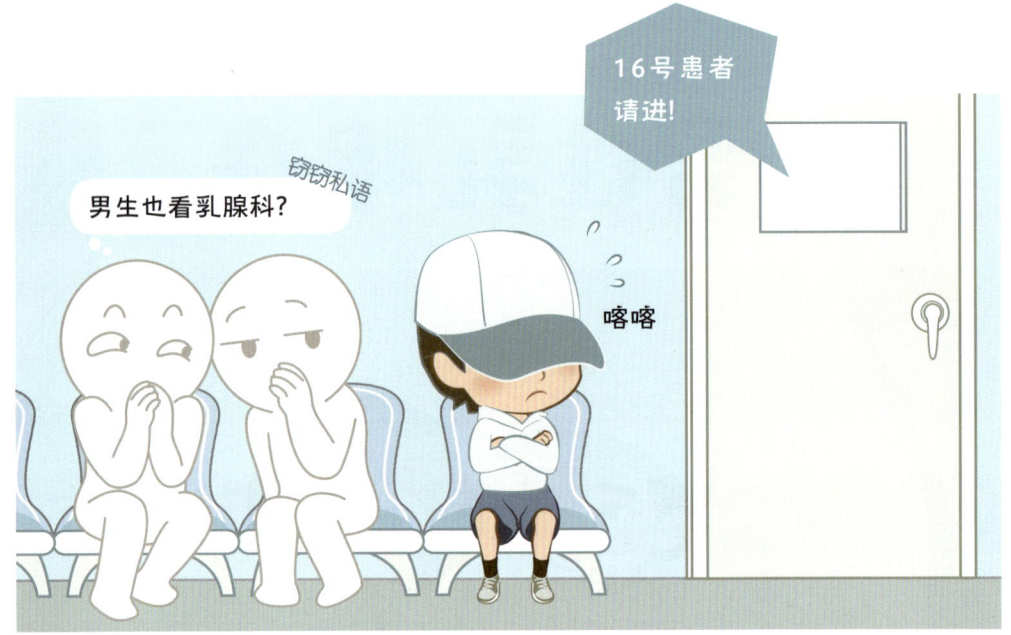

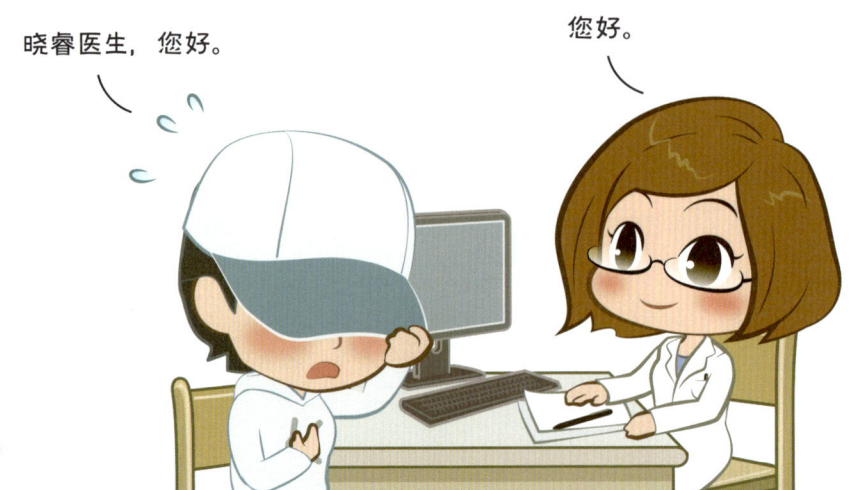

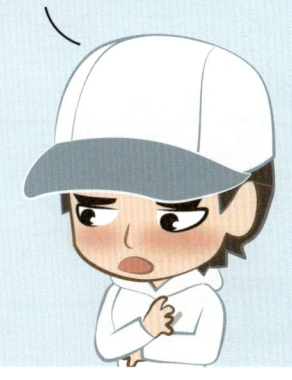
说起来有点难为情,我的胸怎么变大了,那天去打篮球我都不敢脱上衣……

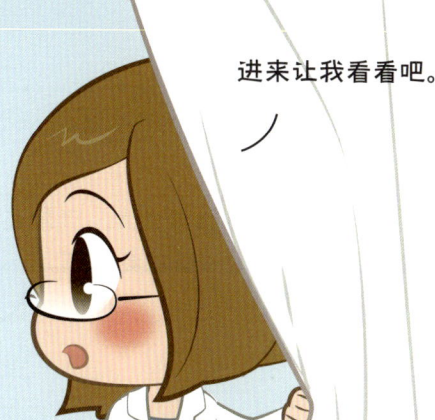
进来让我看看吧。

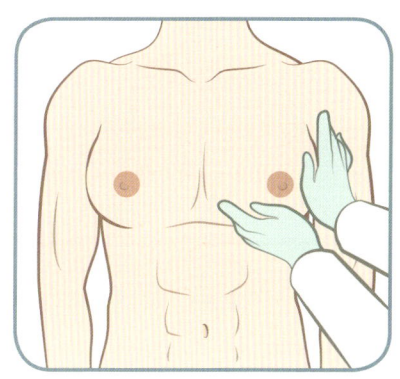

摸起来确实双侧乳房都有增厚,很有可能是乳房发育。
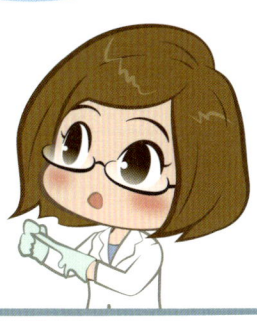

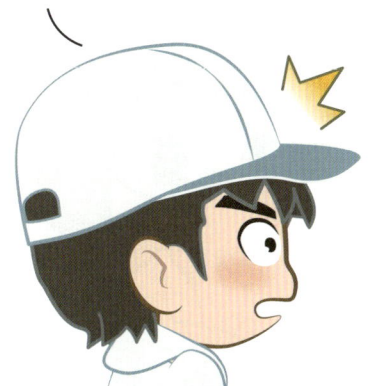
啊?男生也会乳房发育?

是的,专业上叫**男性乳房发育**。
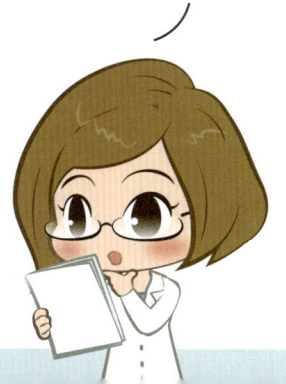

我不但胸变大，偶尔还有一阵一阵的疼痛感。

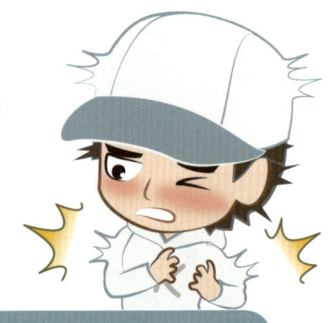

男性乳房发育的主要表现包括：

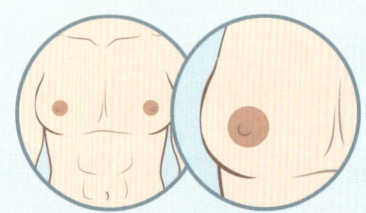

一侧或双侧乳房增大
有时乳头、乳晕也会增大

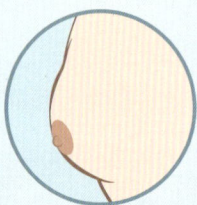

疼痛

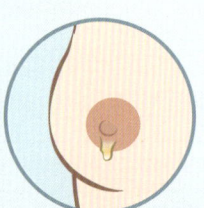

极少数合并
乳头溢液

所以您的情况还是比较符合这个病。

我平常的饮食作息都挺规律，为什么会有这样的情况呢？

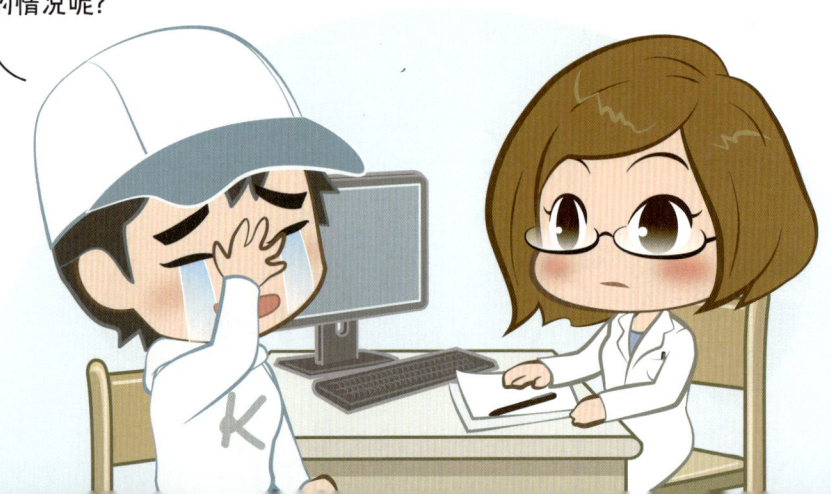

原因有很多种。需要完善检查才能判断是生理性、病理性还是特发性的男性乳房发育。

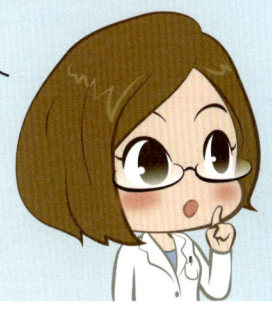

这几种有什么区别呢?

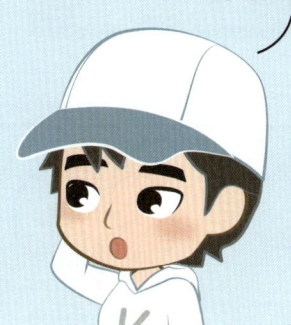

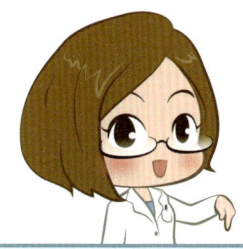

生理性

以新生儿期、青春期、老年期多见。

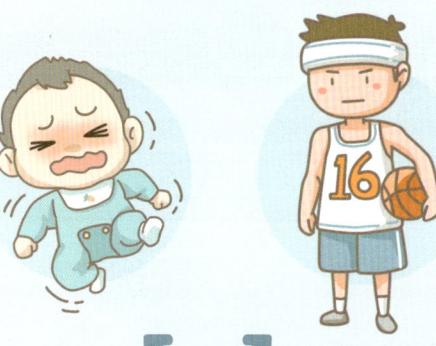

前两种的乳房发育往往是短暂的

病理性

 雌激素水平增高

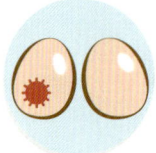 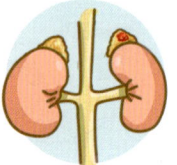 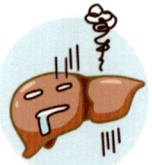 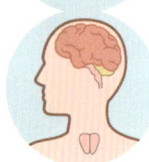

睾丸肿瘤　　　肾上腺肿瘤　　　肝脏疾病　　　其他：两性畸形、甲状腺功能亢进等

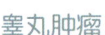

 雄激素分泌过少

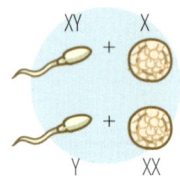 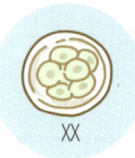 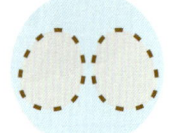 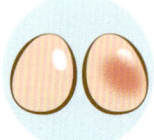

克兰费尔特综合征（Klinefelter Syndrome）　　　无睾症　　　睾丸炎等

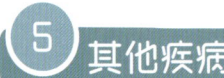 **雄激素受体不敏感**

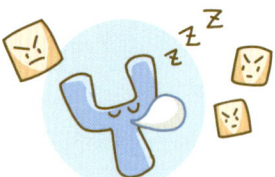

 药物诱发

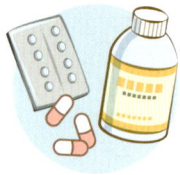

⑤ 其他疾病

获得性免疫缺陷综合征（AIDS）、慢性肾功能衰竭等

特发性

找不到明确的原因,称为特发性男性乳房发育。

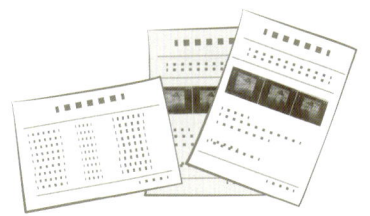

那下一步怎么处理呢?

等做完检查,看看是什么原因引起的再说。

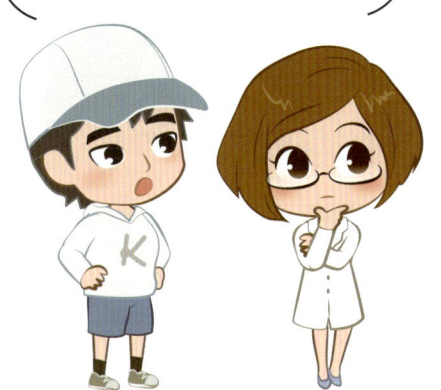

▶ 抽血检验(性激素水平、肝肾功能、内分泌功能)。

▶ 乳腺超声检查。

▶ 甲状腺、肾上腺、睾丸、肝脏的超声检查。

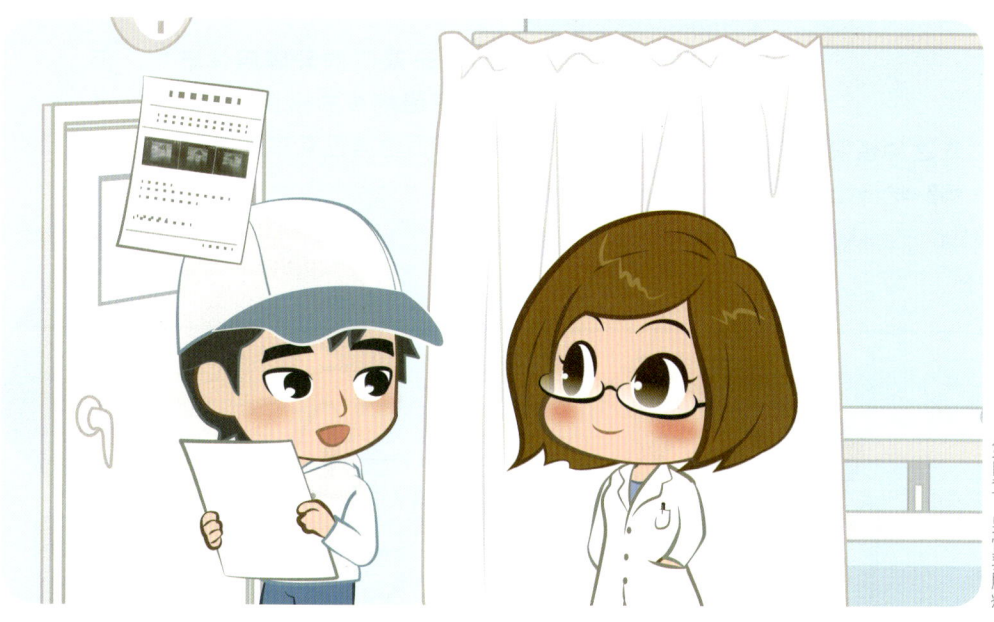

稍后，这位男性患者完成了检查，拿着检查报告来找晓睿医生复诊……

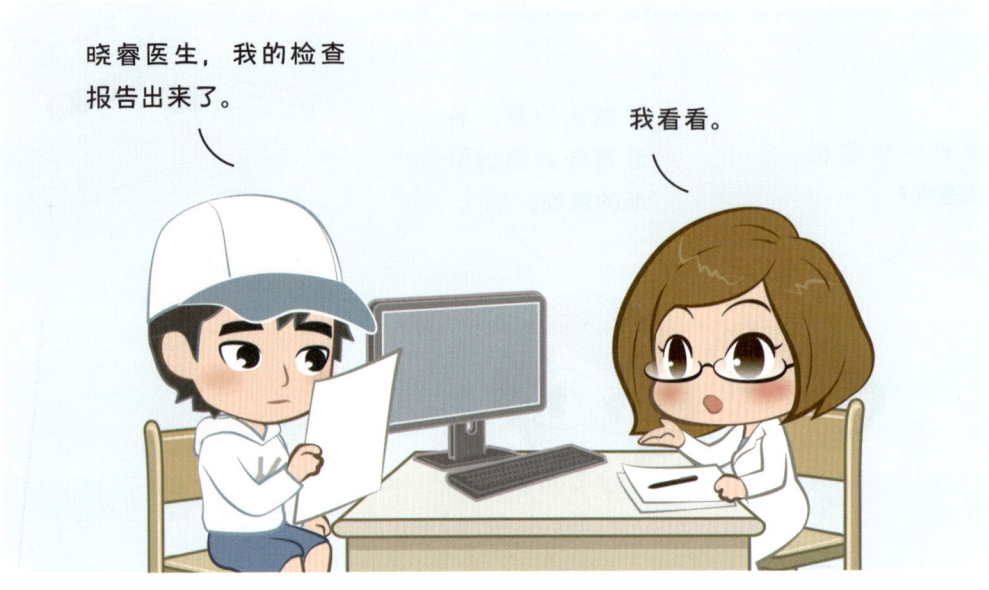

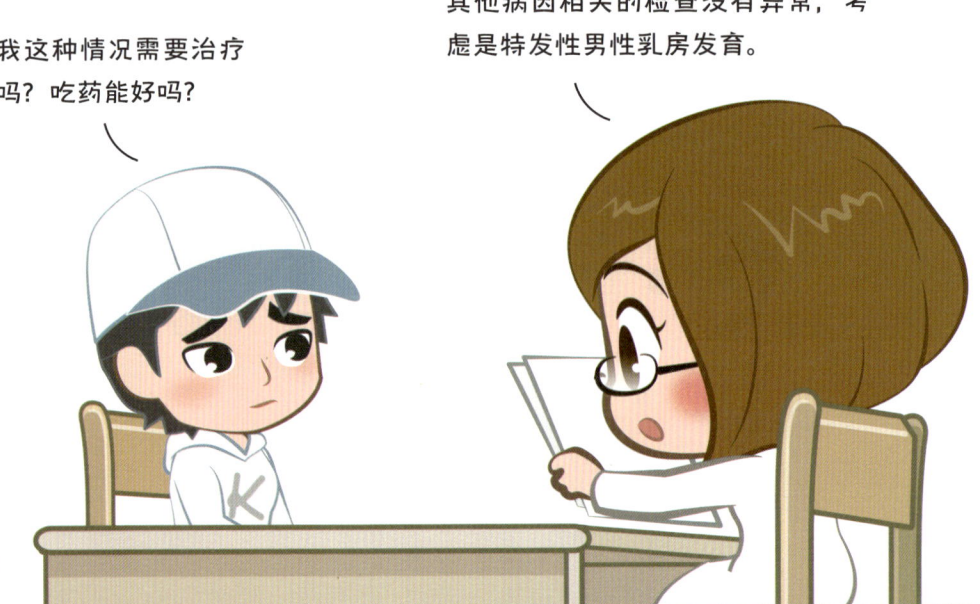

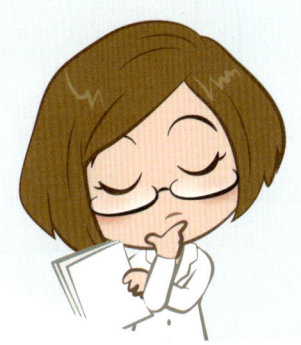

您的情况并不是雌激素升高引起的,虽然在部分研究中,使用降雌激素药物来治疗男性乳房发育取得一定的效果,但目前没有明确的指南推荐使用降雌激素药物。

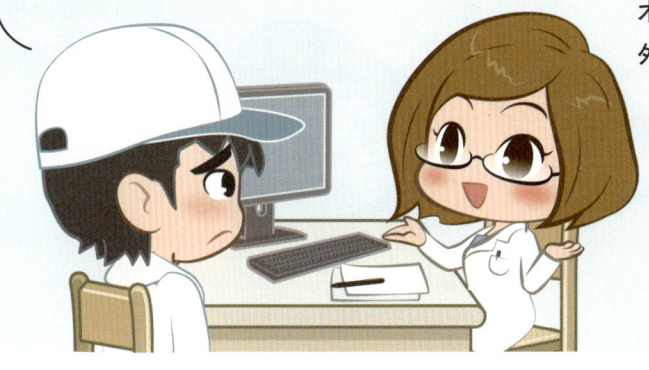

我有疼痛不适,而且夏天穿衣服也很尴尬,能不能做手术切除啊?

可以的,做完手术后疼痛症状和外观都会改善。

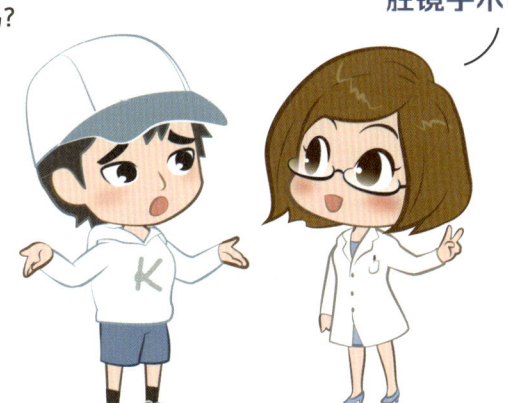

创伤会不会很大?可以采用微创技术吗?

手术方式有**开放手术**和**腔镜手术**两种。

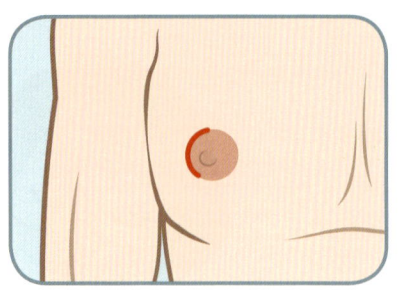
开放手术:一般在乳晕切缘开口,把腺体切除后缝合伤口。

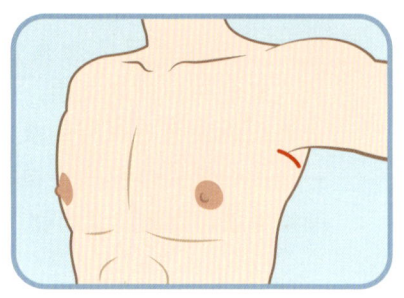
腔镜手术:手术切口可选在腋窝,伤口会更小、更隐蔽。

手术后会有什么并发症吗?

手术的过程中可能会影响末梢神经,术后乳头的感觉功能会稍微减弱一些。

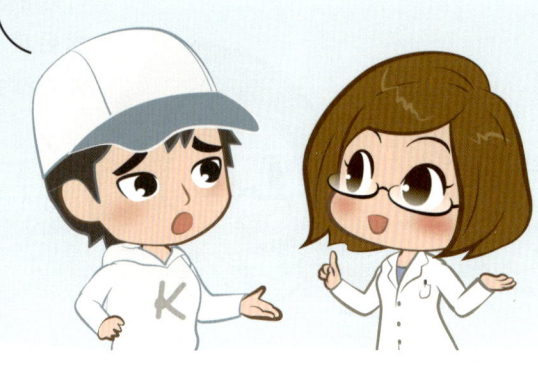

明白了,我想做手术!

好的,我帮您安排。

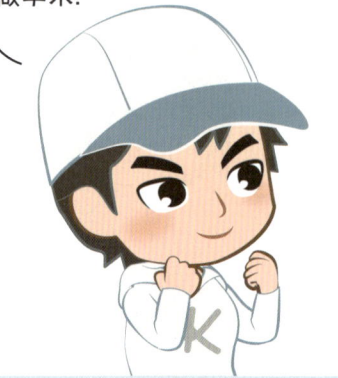
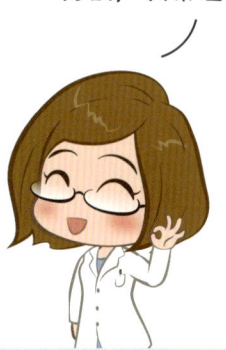

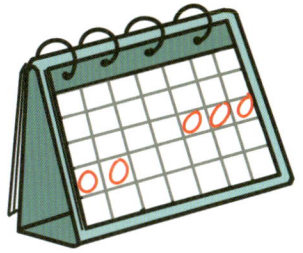

在顺利完成腔镜手术后1个月,患者来门诊复诊……

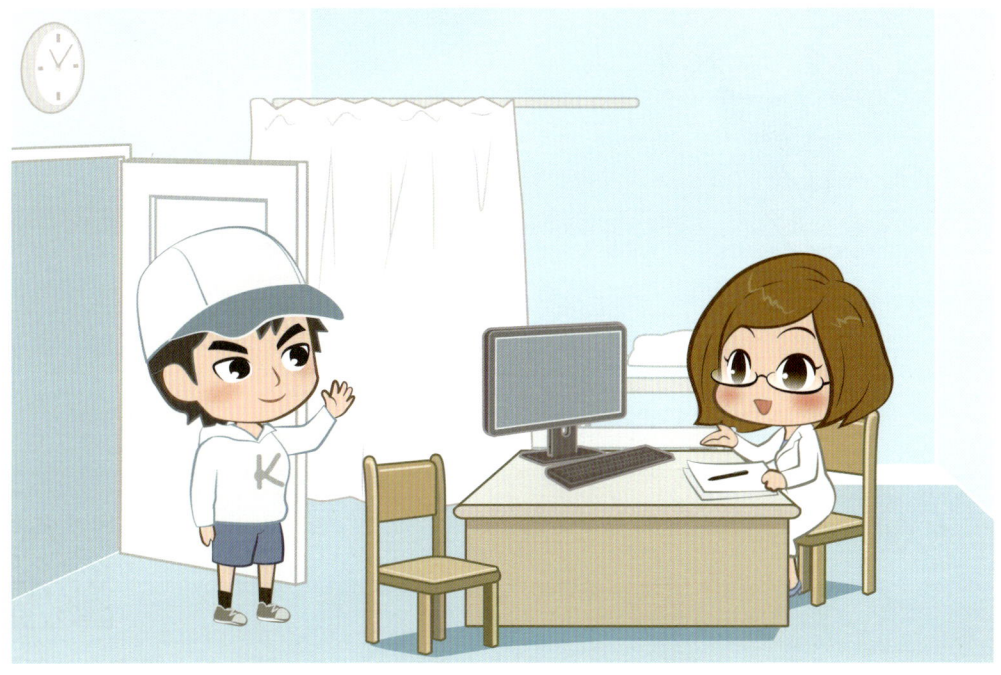

伤口恢复得很好,你自己对外形感觉如何?

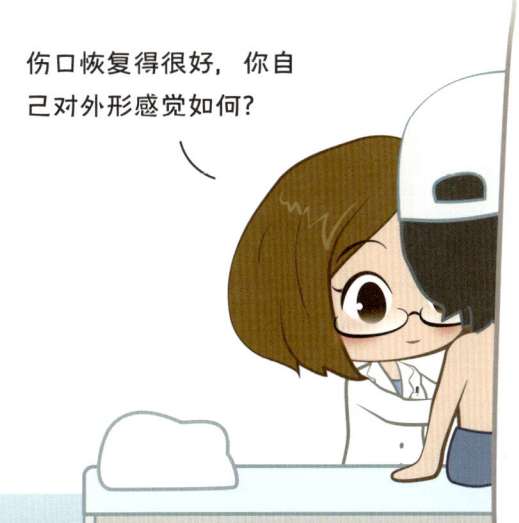

第四章 男性乳腺病

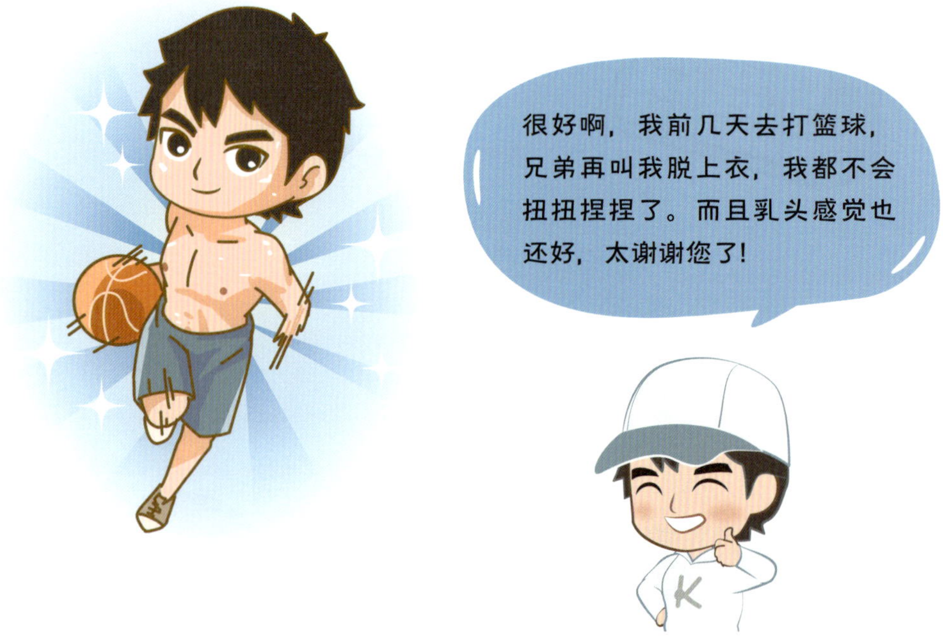

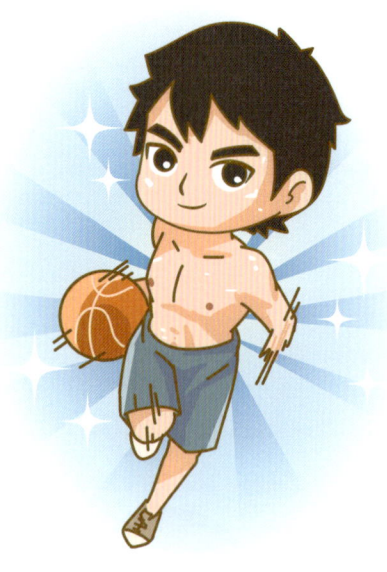
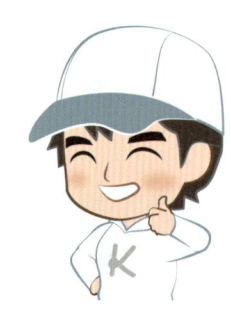

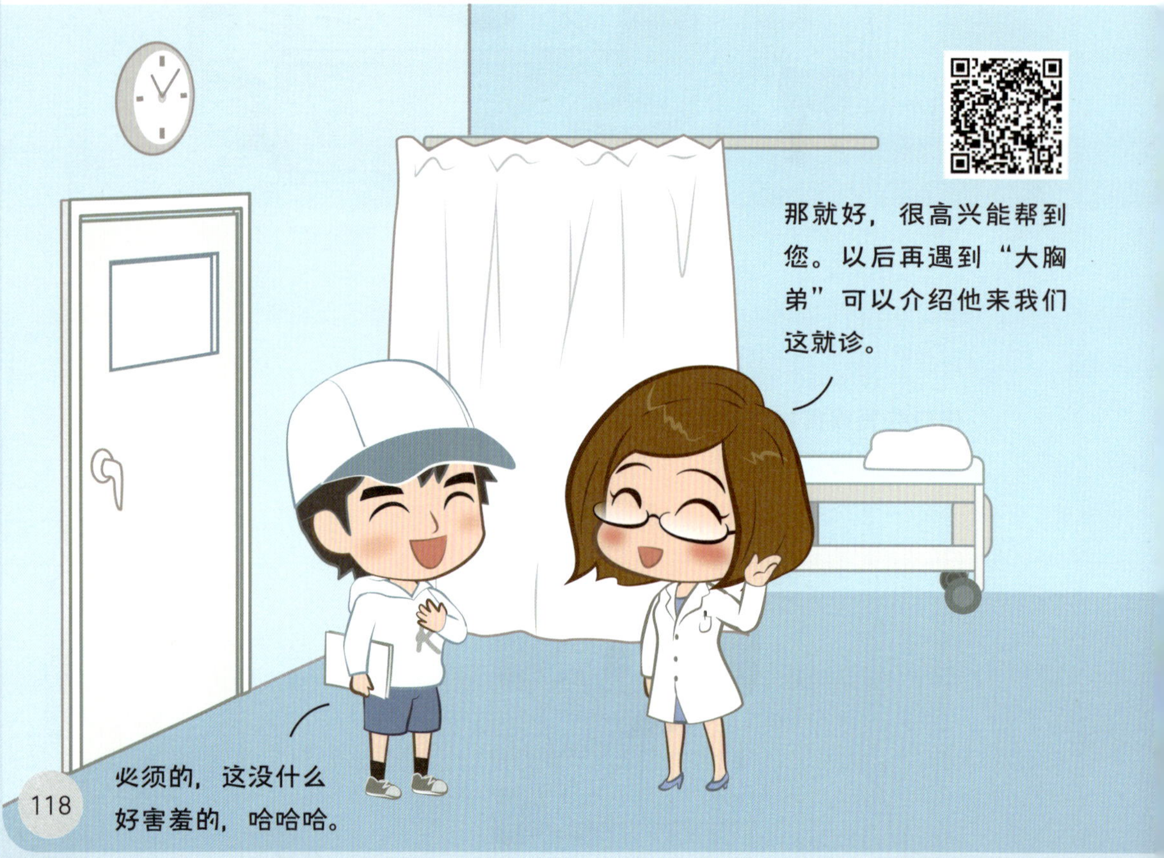

不是和你开玩笑
——男性也有乳腺癌

这天,晓睿医生接诊了一位50来岁的中年男士……

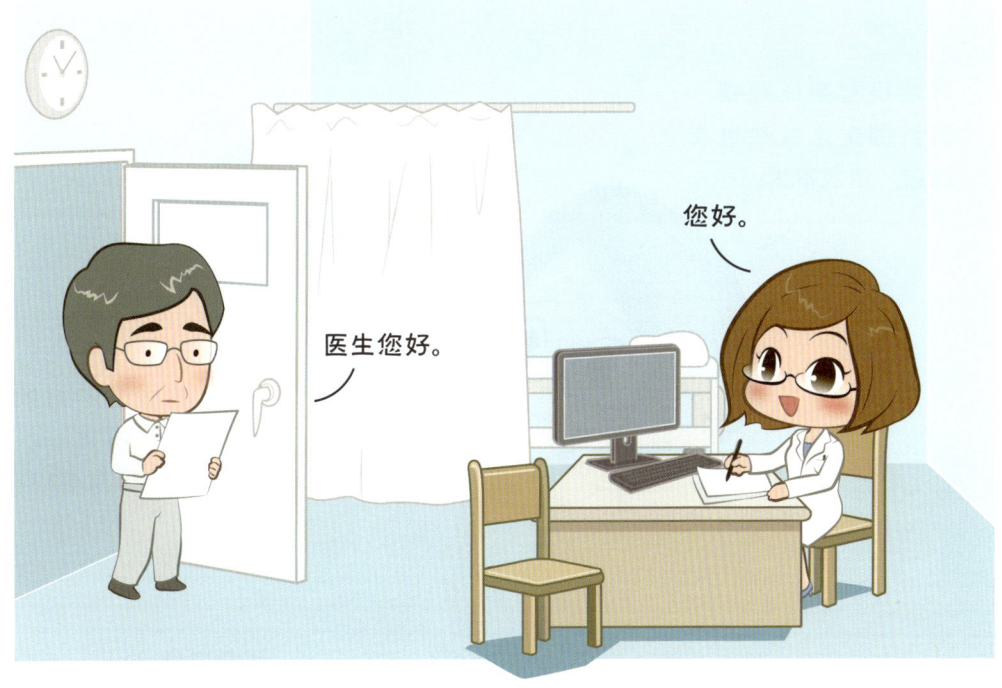

医生,我最近左侧胸部摸到肿块,乳头也有点陷进去。

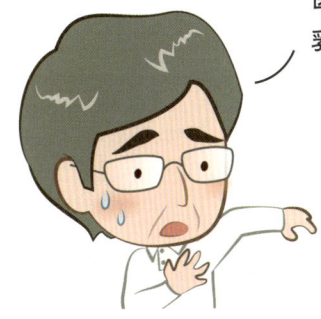

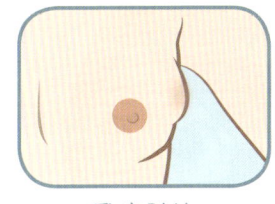
乳房肿块

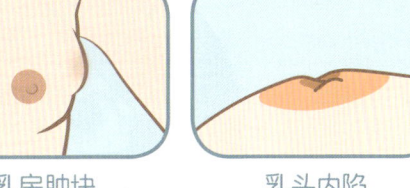
乳头内陷

第四章 男性乳腺病

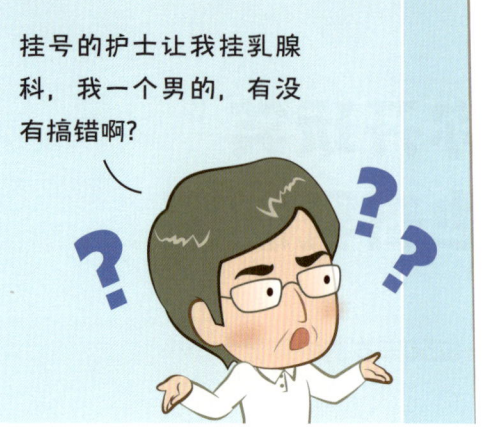
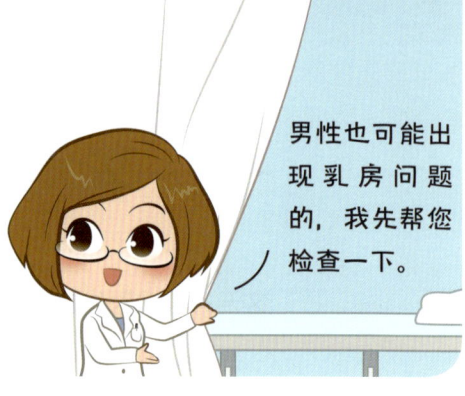
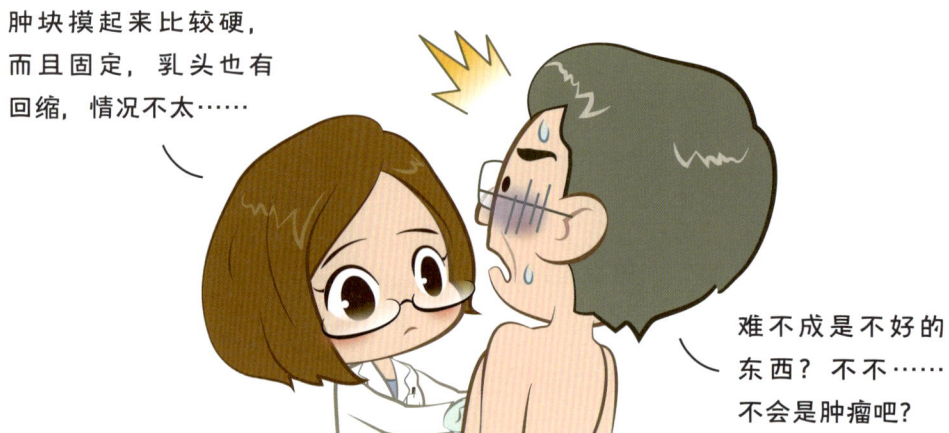
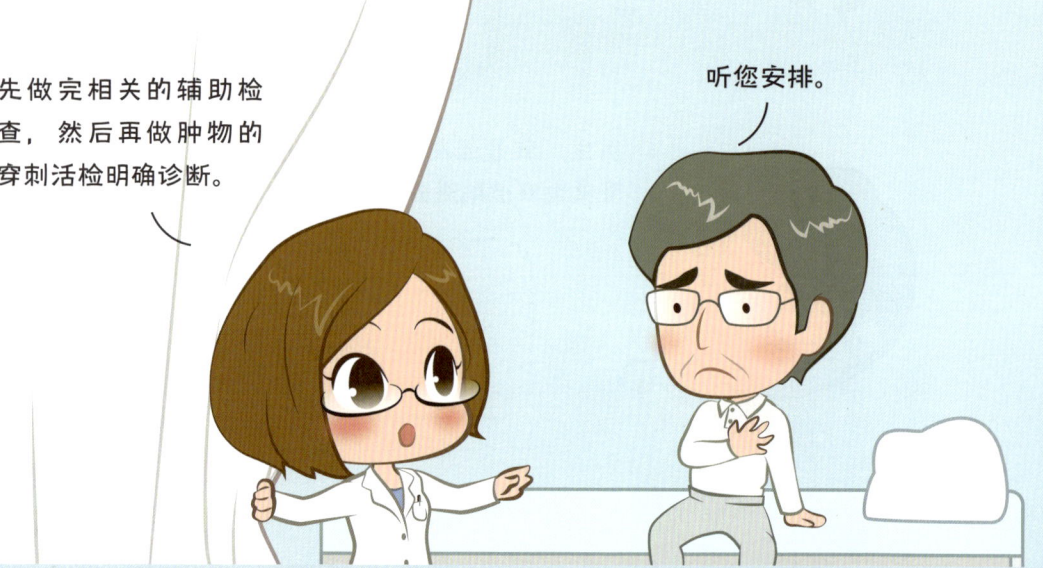

患者完成检查后,拿着检查报告来找晓睿医生复诊……

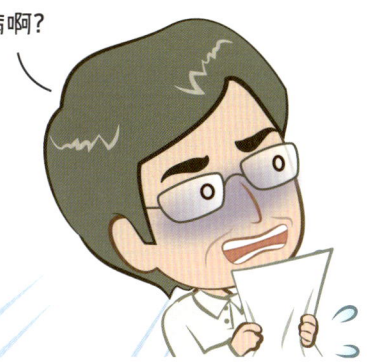

晓睿医生,我的检查报告写着乳腺癌,男的也会得这个病啊?

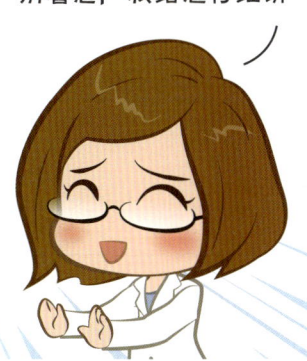

别着急,我给您仔细讲一下。

因为**男性也有乳腺组织,同样会发生乳腺癌**。只是发病率不高,占所有乳腺癌的比例不到1%。

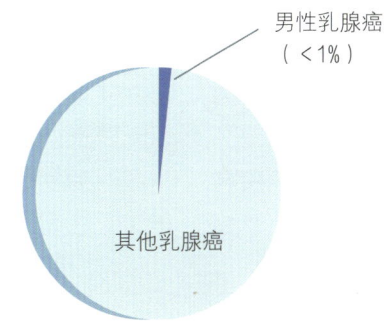

男性乳腺癌(<1%)

其他乳腺癌

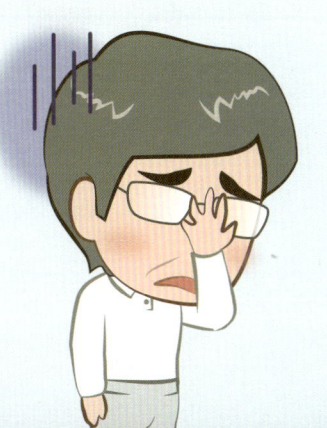

这么低的概率,为什么偏偏找上我?

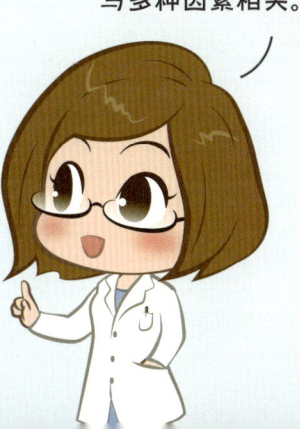

其实男性乳腺癌的发生与多种因素相关。

遗传因素

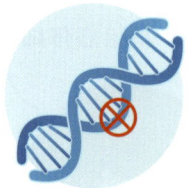
基因（BRCA1/2）突变

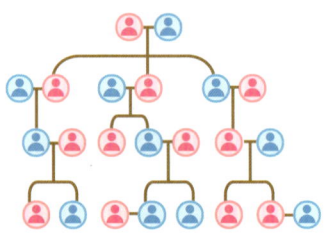
家族史

激素水平失衡

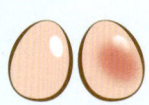
睾丸疾病

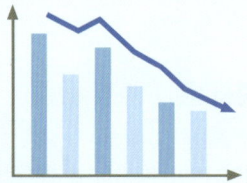
克兰费尔特综合征引起的雄激素减少

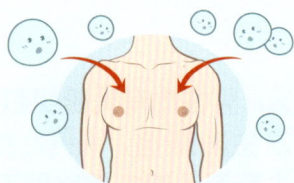
肝硬化等肝脏疾病或外源摄入过多雌激素，导致雌激素增多

环境因素

高温、电磁辐射

生活习惯

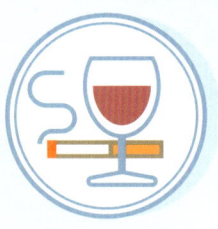
吸烟、酒精摄入等

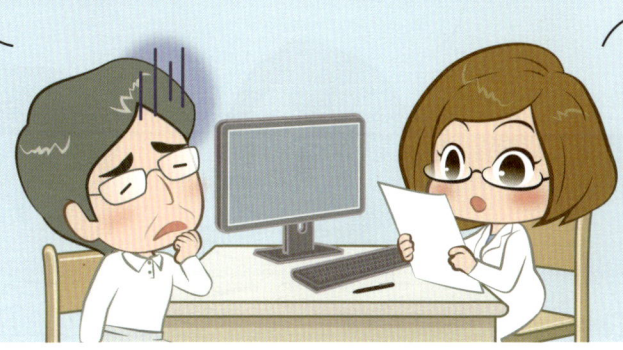

家里人都不敢相信我得了这病,情况严重不?

虽然病理活检确诊是乳腺癌,但肿物比较小,腋窝淋巴结也没看到肿大的迹象,提示是早期乳腺癌。

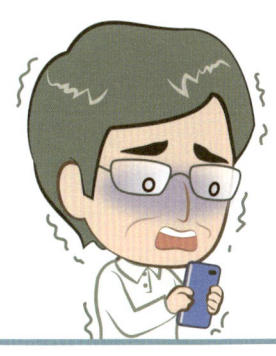

网上都说男性患有乳腺癌后存活的时间比女性短……

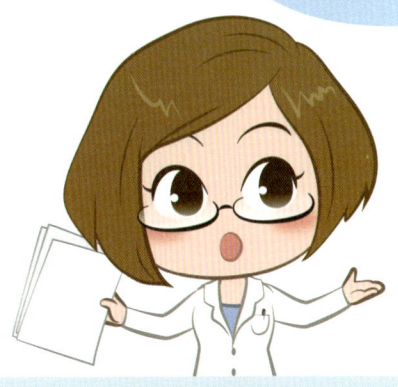

过去数据显示男性乳腺癌的死亡率较女性乳腺癌高,主要是大家没有这方面的意识,发现较晚、病情较重。

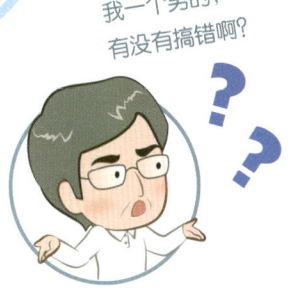

我一个男的,有没有搞错啊?

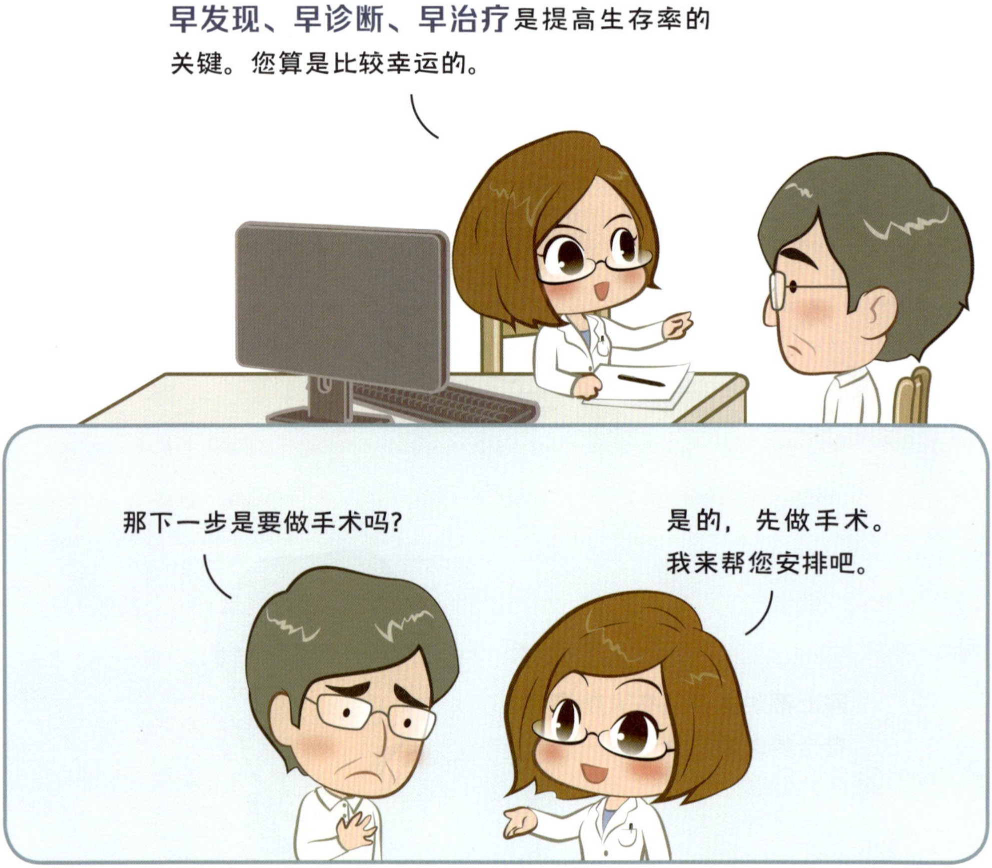

早发现、早诊断、早治疗是提高生存率的关键。您算是比较幸运的。

那下一步是要做手术吗？

是的，先做手术。我来帮您安排吧。

男性乳腺癌的**治疗原则**与**女性乳腺癌基本相同**，手术后根据病理分期和肿瘤分型来决策是否接受术后辅助治疗：

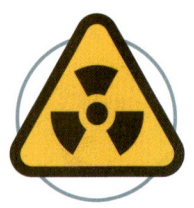

放疗

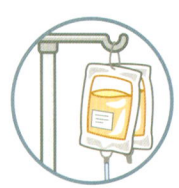

化疗

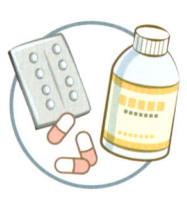

内分泌治疗

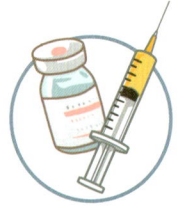

靶向治疗

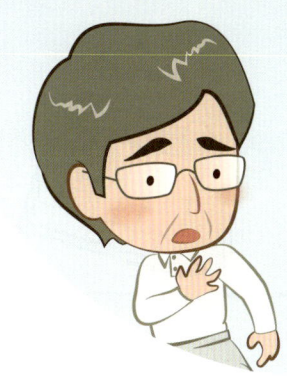

术后还有什么需要注意的吗?

需要提醒的是男性乳腺癌患者发生对侧乳腺癌的风险比普通人高30倍以上,而女性只高2~4倍,所以您以后还要定期复查,警惕对侧乳腺癌的发生!

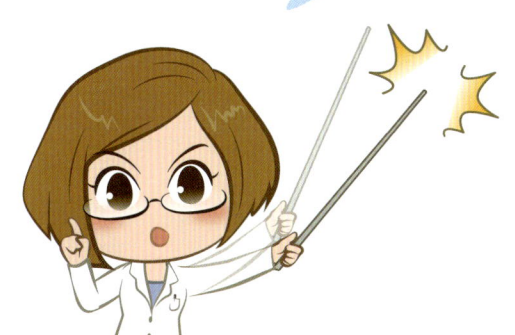

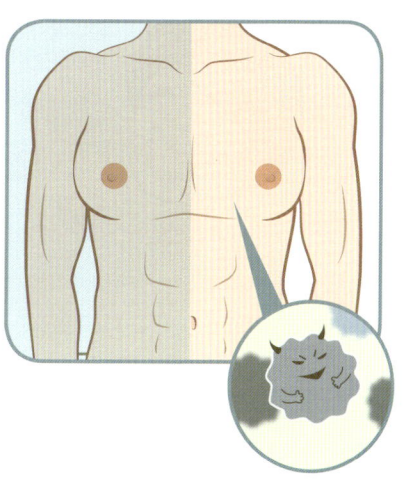

明白,麻烦您尽快帮我安排手术。

好。

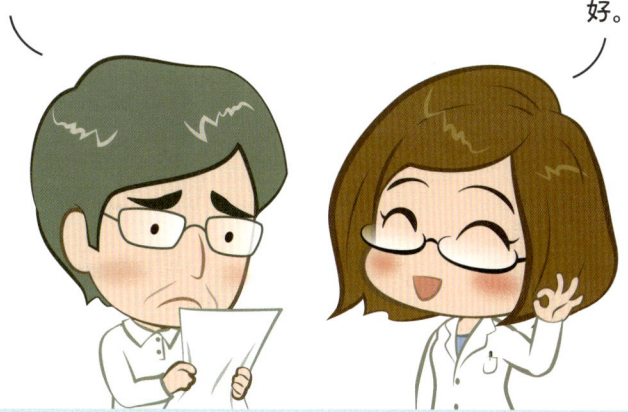

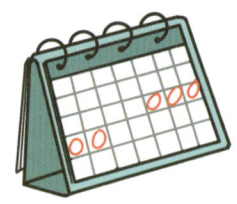

患者顺利完成手术后1个月……

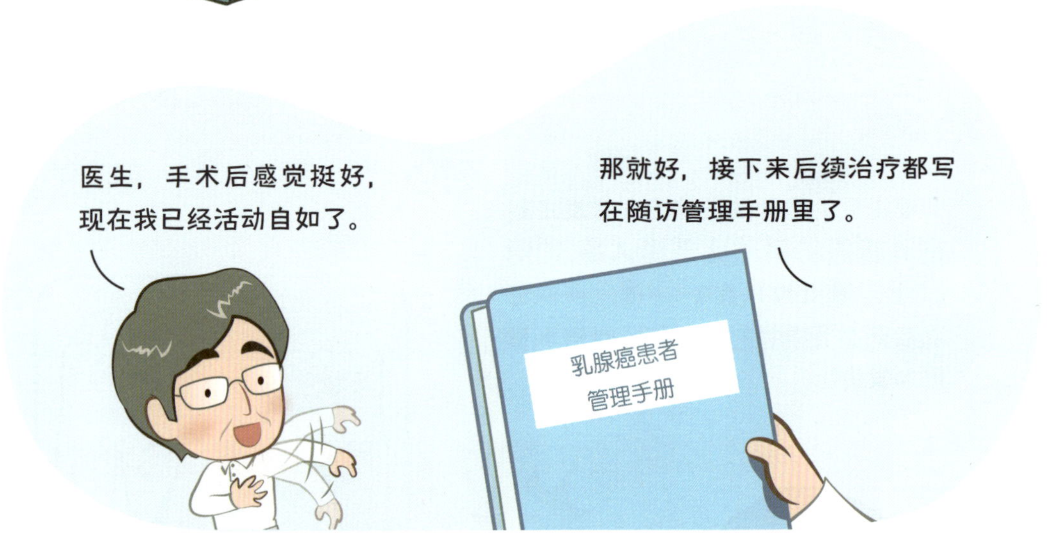

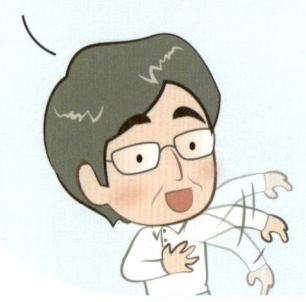

医生,手术后感觉挺好,现在我已经活动自如了。

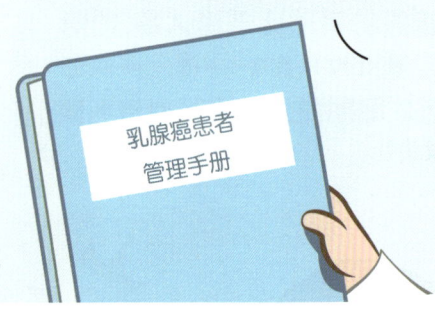

那就好,接下来后续治疗都写在随访管理手册里了。

乳腺癌患者管理手册

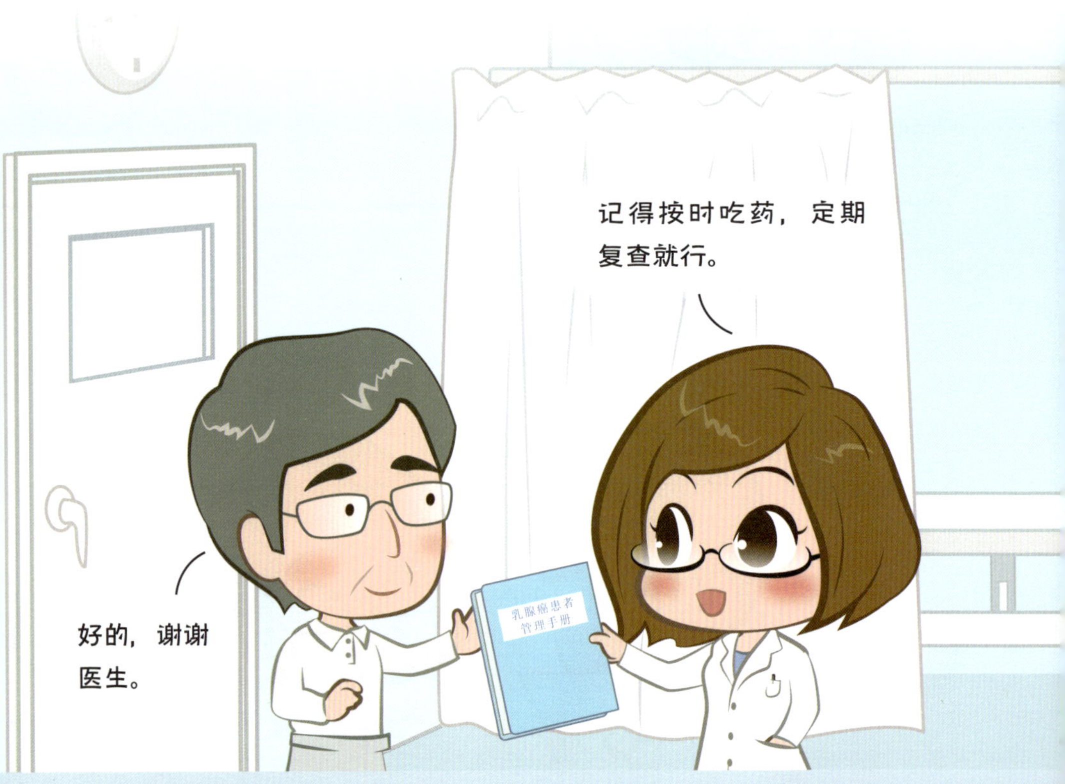

记得按时吃药,定期复查就行。

好的,谢谢医生。

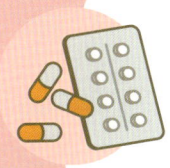

尾　声

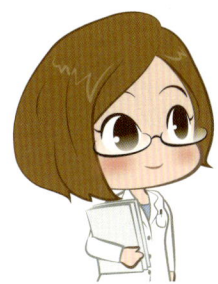
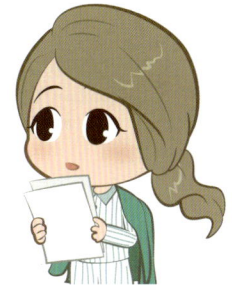
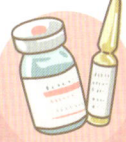

讲完乳腺良性疾病，是时候讲一讲乳腺癌了。

乳腺癌是全球女性最常见的恶性肿瘤，对女性的健康及生命造成极大的威胁。

世界卫生组织调查显示：有1/3的肿瘤可以"**早发现、早诊断、早治疗**"，乳腺癌就是其中一种。

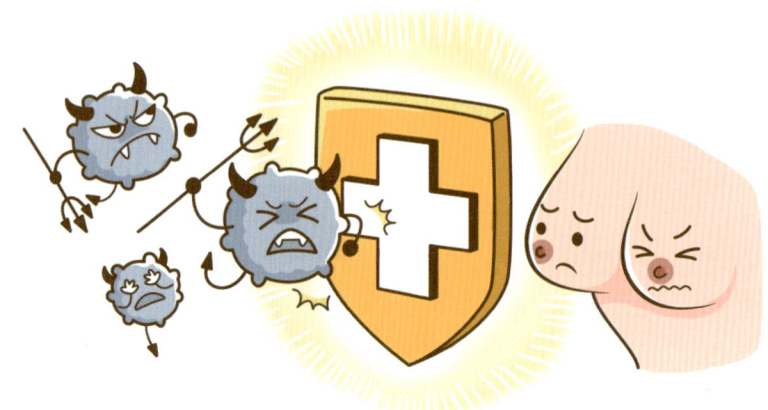

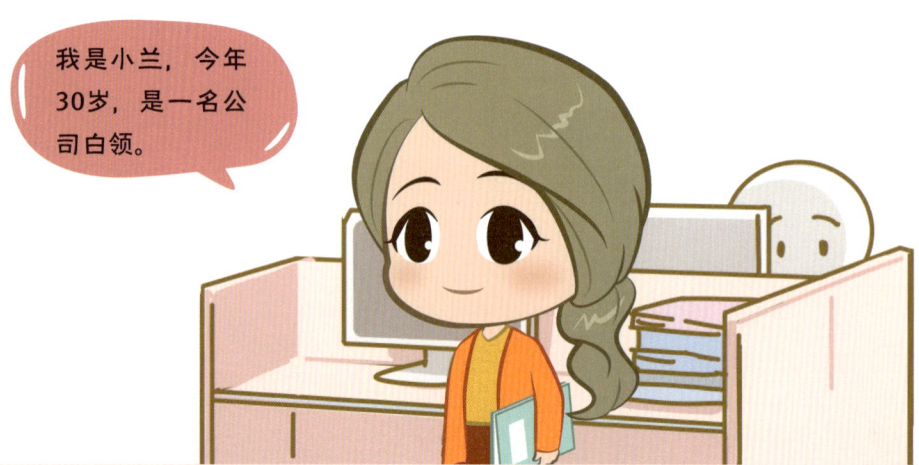

我是小兰，今年30岁，是一名公司白领。

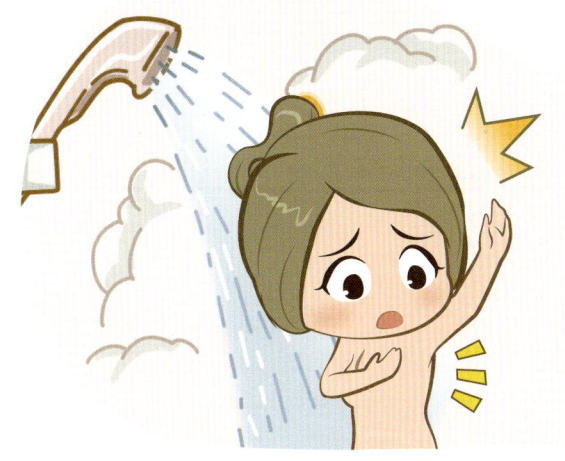

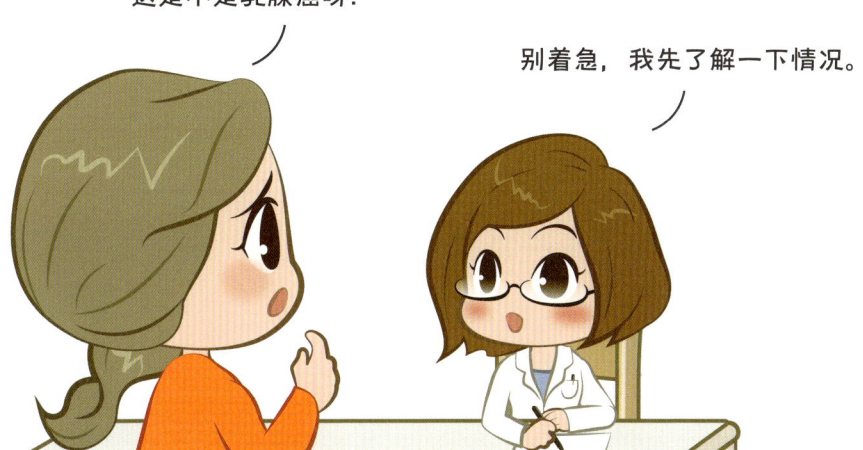

这位女士是患了乳腺癌吗？欲知详情，请看下册《乳腺健康 画中有话：专业篇》……